Die zahnärztliche Versorgung im Umbruch
Ausgangsbedingungen und Gestaltungsperspektiven

Festschrift zum 20-jährigen Bestehen
des Instituts der Deutschen Zahnärzte (IDZ)
1980–2000

Materialienreihe
Band 25

Die zahnärztliche Versorgung im Umbruch

Ausgangsbedingungen und Gestaltungsperspektiven

Festschrift zum 20-jährigen Bestehen des Instituts der Deutschen Zahnärzte (IDZ) 1980–2000

Mit Beiträgen von:
Elmar Reich, Karl Horst Schirbort, Peter J. Tettinger,
Burkhard Tiemann, Eberhard Wille, Fritz-Josef Willmes

Herausgeber:
INSTITUT DER DEUTSCHEN ZAHNÄRZTE (IDZ)
in Trägerschaft von
Bundeszahnärztekammer
– Arbeitsgemeinschaft der Deutschen Zahnärztekammern e.V. –
Kassenzahnärztliche Bundesvereinigung – Körperschaft des öffentl. Rechts –
50931 Köln, Universitätsstraße 73

Deutscher Zahnärzte Verlag DÄV-Hanser
Köln München 2001

Gesamtbearbeitung und Redaktion:

Dr. Wolfgang Micheelis
Dorothee Fink
Institut der Deutschen Zahnärzte/Köln

Übersetzung (Abstract):

Philip Slotkin, M.A. Cantab. M.I.T.I.
London

Die Deutsche Bibliothek – CIP-Einheitsaufnahme

Die zahnärztliche Versorgung im Umbruch : Ausgangsbedingungen und Gestaltungsperspektiven ; Festschrift zum 20-jährigen Bestehen des Instituts der Deutschen Zahnärzte (IDZ) 1980–2000 / Hrsg.: Institut der Deutschen Zahnärzte (IDZ). Mit Beitr. von: Elmar Reich ... [Gesamtbearb. und Red.: Wolfgang Micheelis ; Dorothee Fink]. – Köln ; München : Dt. Zahnärzte-Verl., DÄV-Hanser, 2001
 (Materialienreihe / Institut der Deutschen Zahnärzte ; Bd. 25)
 ISBN 3-934280-25-0

ISBN 3-934280-25-0

Das Werk ist urheberrechtlich geschützt. Jede Verwertung in anderen als den gesetzlich zugelassenen Fällen bedarf deshalb der vorherigen schriftlichen Genehmigung des Verlages.

Fotos:

IDZ; Privat; Richter

Copyright © by Deutscher Zahnärzte Verlag DÄV-Hanser
Köln München 2001

Inhaltsverzeichnis

Vorbemerkung 7

1 **Grußwort des Amtierenden Vorsitzenden des Gemeinsamen IDZ-Vorstandsausschusses** 9
Fritz-Josef Willmes

2 **Grußwort des Alternierenden Vorsitzenden des Gemeinsamen IDZ-Vorstandsausschusses** 13
Karl Horst Schirbort

3 **20 Jahre zahnärztliche Verbandsforschung – Erfahrungen und Perspektiven** 15
Burkhard Tiemann

3.1 Vorbemerkung 15
3.2 Entstehungsgründe der Verbandsforschung im Gesundheitswesen 16
3.2.1 Verwissenschaftlichung der Sozial- und Gesundheitspolitik ... 16
3.2.2 Aufbau der Public Health-Forschung 17
3.2.3 Förderung der Gesundheitssystemforschung 17
3.2.4 Gesundheitsberichterstattung 18
3.3 Einrichtung eines wissenschaftlichen Instituts der Zahnärzteschaft 18
3.4 Auftrag des Instituts der Deutschen Zahnärzte 19
3.5 Verbandsforschung und Berufspolitik 21
3.6 Forschungsschwerpunkte des IDZ 22
3.6.1 Epidemiologie von Zahn-, Mund- und Kieferkrankheiten in der Bevölkerung 22
3.6.2 Systemanalysen der Gesundheitsversorgung 23
3.6.3 Gesundheitsökonomie und zahnärztliche Berufsausübung ... 23
3.6.4 Präventionsforschung 24
3.6.5 Qualitätsforschung 25
3.6.6 Recht der zahnärztlichen Versorgung 26
3.7 Zukünftige Herausforderungen an die Institutsarbeit 27

4 **Paradigmenwechsel in der Zahnheilkunde aus oralepidemiologischer Sicht** 29
Elmar Reich

4.1 Entwicklung der Oralepidemiologie in Deutschland 29

4.2	Einfluss der Gruppenprophylaxe und der Individualprophylaxe auf den Grad der Mundgesundheit	30
4.3	Mundgesundheit in Deutschland – Ergebnisse aus der Dritten Deutschen Mundgesundheitsstudie (DMS III)	32
4.3.1	Mundgesundheit der Jugendlichen	32
4.3.2	Mundgesundheit der Erwachsenen und Senioren	34
4.4	Strukturwandel in der Zahnheilkunde	36
4.5	Rahmenbedingungen für die künftigen Herausforderungen an die zahnärztliche Versorgung	37
5	**Optionen der Gesundheitssystemsteuerung aus gesundheitsökonomischer Perspektive** *Eberhard Wille*	**39**
5.1	Vorbemerkung	39
5.2	Die Gesundheitsausgaben im Überblick	40
5.3	Die GKV zwischen Wachstumsschwäche der Einnahmen und Ausgabendynamik	45
5.4	Globale Handlungsmöglichkeiten bei drohenden Budgetdefiziten	47
5.5	Grund-, Satzungs- und Wahlleistungen	49
5.6	Ansatzpunkte einer Änderung der Beitragsgestaltung	52
5.7	Die GKV vor dem Hintergrund der europäischen Integration	54
6	**Grundfragen zahnärztlicher Freiberuflichkeit** *Peter J. Tettinger*	**57**
6.1	Vorbemerkung	57
6.2	Der Zahnarzt als ein Freier Beruf	58
6.3	Zum Typus des Freien Berufes	60
6.4	Neuere verfassungsgerichtliche Judikate zur zahnärztlichen Freiberuflichkeit	65
6.4.1	Altersbegrenzung für vertragszahnärztliche Versorgung	65
6.4.2	Verbot der Praxisführung in der Rechtsform einer juristischen Person des Privatrechts	67
6.4.3	Werbebeschränkungen	70
6.5	Kammerrechtliche Konsequenzen	73
7	**Das Institut der Deutschen Zahnärzte: Organisationsstruktur, Gremien und Mitarbeiter**	**77**
8	**Abstract**	**79**
9	**Verzeichnis der Referenten**	**83**
10	**Anhang: Satzung des Instituts der Deutschen Zahnärzte**	**85**
	Veröffentlichungen des Instituts der Deutschen Zahnärzte	**89**

Vorbemerkung

Mit einem Symposium zum Thema „Die zahnärztliche Versorgung im Umbruch – Ausgangsbedingungen und Gestaltungsperspektiven" beging das Institut der Deutschen Zahnärzte (IDZ) am 25. Oktober 2000 in Berlin sein 20-jähriges Bestehen. Im Zentrum des wissenschaftlichen Programms zu diesem Jubiläum standen Grundfragen und Steuerungsaspekte des Gesundheitswesens vor dem Hintergrund der ökonomischen, organisatorisch-rechtlichen und epidemiologischen Entwicklungstrends der zahnmedizinischen Versorgung in Deutschland. Die vorliegende Festschrift dokumentiert die Symposien-Beiträge der einzelnen Referenten.

Das Institut der Deutschen Zahnärzte ist eine gemeinsame, organisatorisch verselbstständigte Einrichtung der Kassenzahnärztlichen Bundesvereinigung (KZBV) und der Bundeszahnärztekammer (BZÄK). Das IDZ erfüllt die Aufgabe, für die Standespolitik der deutschen Zahnärzte praxisrelevante Forschung und wissenschaftliche Beratung im Rahmen der Aufgabenbereiche von KZBV und BZÄK zu betreiben.

Den Herausgebern ist es ein ausdrückliches Anliegen, allen Beteiligten für ihren Beitrag zu einer interessanten Veranstaltung auf hohem wissenschaftlichen Niveau zu danken. Das IDZ wird auch in der Zukunft bestrebt sein, seinem Auftrag gerecht zu werden, wissenschaftliche Unterstützung bei der Weiterentwicklung der zahnärztlichen Versorgungsstruktur im Gesundheitswesen zu leisten.

Die Herausgeber   im Januar 2001

1 Grußwort des Amtierenden Vorsitzenden des Gemeinsamen IDZ-Vorstandsausschusses

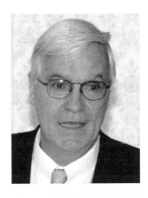

Fritz-Josef Willmes

In meiner Eigenschaft als Amtierender Vorsitzender des Gemeinsamen Vorstandsausschusses von Bundeszahnärztekammer und Kassenzahnärztlicher Bundesvereinigung unseres Instituts der Deutschen Zahnärzte möchte ich Sie alle ganz herzlich hier in Berlin begrüßen. Ich freue mich – selbstverständlich auch im Namen meiner Kollegen des gesamten Vorstandsausschusses –, dass Sie so zahlreich zu unserer IDZ-Geburtstagsveranstaltung gekommen sind, obwohl Sie zum großen Teil recht weite Reisewege in Kauf nehmen mussten, um mit uns das 20-jährige Jubiläum des IDZ begehen zu können. Ich darf diese erfreuliche Teilnehmerresonanz auch als ein Signal deuten, dass unserem IDZ doch einige Anerkennung gezollt wird.

Ganz besonders freue ich mich auch, dass einige standespolitische Gefährten der „ersten Stunde" unseres IDZ den Weg zu dieser Feier gefunden haben und möchte insofern die Kollegen Zedelmaier, Pillwein und Schad von dieser Stelle aus noch einmal sehr gerne namentlich begrüßen.

Den Ablauf unserer Jubiläumsfeier haben Sie bereits dem Einladungsprogramm entnommen, so dass ich schon jetzt unseren externen Referenten – Herrn Professor Reich, Herrn Professor Wille und Herrn Professor Tettinger – im Rahmen meiner Begrüßung ausdrücklich Dank sagen möchte, dass sie sich mit ihren Fachbeiträgen für die IDZ-Feier zur Verfügung gestellt haben. Denn natürlich: Wie es sich für ein wissenschaftlich arbeitendes Institut gehört, ist ein „intellektueller Input" auch bei einer Geburtstagsfeier eigentlich ein Muss. Wir danken Ihnen, lieber Herr Reich, lieber Herr Wille und lieber Herr Tettinger, dass Sie uns in dieser Weise unterstützen wollen.

20 Jahre zahnärztliche Verbandsforschung: Erst im Gewand des FZV, des Forschungsinstituts für die zahnärztliche Versorgung – und dann, ab 1987,

in einem neuen Gewand als IDZ, unserem jetzigen Institut der Deutschen Zahnärzte in gemeinsamer Trägerschaft von Bundeszahnärztekammer und Kassenzahnärztlicher Bundesvereinigung: Was bedeutet das eigentlich?

Natürlich kann und will ich im Rahmen meines Grußwortes keine umfangreichen Betrachtungen aus standespolitischer Sicht anstellen. Professor Tiemann wird in seiner Eigenschaft als Geschäftsführender Direktor des IDZ in seinem Referat ohnehin einen kurzen chronologischen Abriss geben und auch wichtige Perspektiven wissenschaftlicher Beratungsfunktionen für die Aufgabenbereiche von Bundeszahnärztekammer und KZBV benennen. Ich möchte hier nur zwei Punkte – sozusagen exemplarisch – herausgreifen:

Da ist zunächst einmal die epidemiologische Forschungsarbeit unseres IDZ hervorzuheben, die der zahnärztlichen Standespolitik hilft, solide medizinische Orientierungsdaten – genauer: zahnmedizinische Orientierungsdaten – an die Hand zu bekommen und damit zahnmedizinische Versorgungsbedarfe in der Bevölkerung im Einzelnen zu identifizieren. Gleichzeitig hilft uns die IDZ-Forschung auf dem Gebiet der Epidemiologie ganz außerordentlich, den internationalen Dialog zur Gesundheitsberichterstattung in den einzelnen Ländern aufzunehmen und eine Erkenntnis darüber zu gewinnen, wo Deutschland beispielsweise im europäischen Vergleich der Mundgesundheit eigentlich steht. Gerade die 1999 veröffentlichte Dritte Deutsche Mundgesundheitsstudie (DMS III) unseres IDZ hat hier eine ganze Fülle von neuen Erkenntnissen gebracht, die für die Politik von Bundeszahnärztekammer und Kassenzahnärztlicher Bundesvereinigung wichtige Impulse gegeben haben; Herr Reich wird auf die DMS III-Ergebnisse in seinem Beitrag noch im Einzelnen eingehen.

Der zweite Punkt, den ich ganz kurz anreißen möchte, betrifft die zahnärztliche Qualitätssicherungsforschung. Auch dies ist ein Arbeitsfeld, das sowohl national als auch international für die Ärzte- und Zahnärzteschaft immer wichtiger wird. Hier hat unser IDZ beispielsweise mit großer Unterstützung der Zahnärztekammer Westfalen-Lippe in den Jahren 1995/96 einen wie mir scheint hochinteressanten Modellversuch zu den Möglichkeiten zahnärztlicher Qualitätszirkel auf den Weg gebracht, der schlussendlich dazu geführt hat, dass mittlerweile mehr als 250 zahnärztliche Qualitätszirkel in der gesamten Bundesrepublik gegründet worden sind, in denen immerhin rund 2600 niedergelassene Kollegen regelmäßig arbeiten bzw. für die Qualitätsförderung in ihrer eigenen Praxis konstruktive Fallbesprechungen in der Kleingruppenarbeit leisten; ohne die wissenschaftlichen Auswertungen des damaligen Modellversuchs unseres IDZ hätten wir diese konkreten Ansatzpunkte für die Angebotsplanung von Qualitätszirkeln in den einzelnen Kammern zweifelsfrei so nicht zur Verfügung gehabt.

Noch ein weiterer Hinweis auf dem Gebiet der Qualitätssicherungsforschung: Durch unsere aktuelle Gründung einer Zentralstelle Zahnärztliche Qualitätssicherung (zzq) innerhalb des Organisationsgefüges des IDZ wollen Bundeszahnärztekammer und Kassenzahnärztliche Bundesvereinigung gemeinsam eine Anlauf- und Clearingstelle schaffen, um die vielfältigen Aktivitäten zur zahnmedizinischen Leitlinienentwicklung und der so genannten „Evidence-based Dentistry" zu reflektieren und darüber hinaus auch dem entsprechenden internationalen Austausch auf diesem Gebiet eine klare Plattform zu geben. Gerade auf diese neue IDZ-Ergänzung in Sachen zzq sind wir Standespolitiker stolz.

Soweit also meine herausgegriffenen Beispiele zum Nutzen der IDZ-Forschung für die zahnärztliche Berufspolitik. Insgesamt denke ich, dass wir mit dem Institut der Deutschen Zahnärzte gleichzeitig auch einen mittlerweile gut etablierten Ansprechpartner für Dritte ins Leben gerufen haben, der für die stark angewachsene universitäre Gesundheitsforschung, aber auch für die Public Health-Forschungsverbünde eine Adresse geworden ist, die es ermöglicht, sich über die „Spezialitäten" der zahnärztlichen Versorgung auf einer methodisch-wissenschaftlichen Ebene qualifiziert auszutauschen.

Ich wünsche unserer IDZ-Geburtstagsfeier nunmehr einen harmonischen Verlauf, danke insbesondere der gesamten IDZ-Mannschaft für ihre gute Arbeit und gebe an meinen IDZ-Amtsbruder, Kollegen Schirbort, sozusagen die „Begrüßungsstafette" weiter. Und noch einmal: Herzlichen Dank für Ihr aller Kommen.

Berlin, 25. Oktober 2000

2 Grußwort des Alternierenden Vorsitzenden des Gemeinsamen IDZ-Vorstandsausschusses

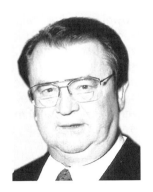

Karl Horst Schirbort

Nachdem Kollege Willmes in seiner Eigenschaft als Amtierender Vorsitzender des Gemeinsamen IDZ-Vorstandsausschusses die heutige Geburtstagsveranstaltung unseres Forschungsinstituts feierlich eröffnet hat, bleibt mir als Alternierender Vorsitzender unseres IDZ nur die angenehme Pflicht, die freundlichen Begrüßungsworte und Danksagungen noch einmal ausdrücklich zu unterstreichen: Auch ich persönlich freue mich über das rege Erscheinen zu unserem 20-jährigen IDZ-Jubiläum sehr und freue mich übrigens ganz besonders, in diesem Kreis auch die Kollegen Zedelmaier, Pillwein und Schad begrüßen zu dürfen, die in ihrer damaligen Vorsitzendenfunktion im IDZ bzw. dem früheren FZV alle ganz erheblich dazu beigetragen haben, dass unser zahnärztliches Forschungsinstitut zu dem geworden ist, was es heute aus meiner Sicht darstellt: Nämlich eine Einrichtung, die für die deutschen Zahnärzte in den beiden großen Aufgabenbereichen von Bundeszahnärztekammer und Kassenzahnärztlicher Bundesvereinigung praxisrelevante Forschung und wissenschaftliche Beratung mit – wie ich meine – großem Erfolg betreibt.

Dabei war es zweifellos eine standespolitisch richtige Entscheidung, die verschiedenen Forschungsanliegen und Forschungsbedarfe zur zahnärztlichen Versorgung und zur zahnärztlichen Berufsausübung in einer einzigen Einrichtung zu bündeln, die von Bundeszahnärztekammer und Kassenzahnärztlicher Bundesvereinigung gemeinsam getragen wird. Viele Fragestellungen, die unser Institut bearbeitet, lassen sich naturgemäß nicht in „Kästchen" nach BZÄK oder KZBV einsortieren, sondern umfassen häufig Problemanalysen, die für beide Organisationen in gleicher Weise von erheblichem Interesse sind. Insofern hat sich also diese „Bündelung" der Verbandsforschungsaktivitäten sowohl aus ideeller als auch natürlich aus finanzieller Sicht bestens bewährt; ich meine eine wirklich kluge Zukunftsentscheidung!

Das Arbeitsspektrum unseres Instituts ist vielgestaltig angelegt und umfasst sowohl Fragen zur Grundlagenforschung auf dem Gebiet der zahnärztlichen Versorgung als auch wissenschaftliche Fragen zu aktuellen Entscheidungsbedarfen der beiden Trägerorganisationen. Vielleicht darf ich an dieser Stelle auf ein zur Zeit laufendes ziemlich komplexes Forschungsprojekt hinweisen, das mich gerade als Vorsitzender der Kassenzahnärztlichen Bundesvereinigung in besonderem Maße beschäftigt: Ich spreche hier die wissenschaftlichen Grundlagenarbeiten für die Erstellung eines neuen Bewertungssystems zahnärztlicher Leistungen im Gefüge der vertragszahnärztlichen Versorgung unserer gesetzlichen Krankenversicherung in Deutschland an. Hier steht insbesondere die KZBV durch das Gesundheitsreformgesetz 2000 in der Pflicht, den Grundgedanken einer präventionsorientierten Zahnheilkunde in einem neuen Bewertungsmaßstab für Zahnärzte zu verankern – ein Anliegen, das vom Prinzip her wohl bei allen Zahnärzten in Deutschland auf Zustimmung stößt. Das IDZ wird hierzu in den nächsten 12 bis 15 Monaten eine große arbeitswissenschaftliche Studie bei niedergelassenen Zahnärzten durchführen, um mit sauberen Methoden der Forschung den Zeitaufwand und auch die geistigen und die körperlichen Beanspruchungsparameter für ein Gerüst moderner zahnärztlicher Dienstleistungen herauszufinden. Wir werden in der KZBV – und dann auch mit unseren Vertragspartnern – politisch schauen müssen, was sinnvoll und zweckdienlich in das vertragszahnärztliche Versorgungssystem hineingenommen werden kann. Das wird noch ein schweres Stück politischer Arbeit, aber ohne die arbeitswissenschaftlichen Grundlagen unseres IDZ würden wir hier wohl ziemlich im Nebel herumstochern.

Ich denke, man sieht an diesem einen Projektbeispiel recht deutlich, in welcher Weise die Arbeit unseres Forschungsinstituts mit den standespolitischen Verwertungsanliegen verknüpft ist!

Ich will mit meinem kurzen Grußwort zum Ende kommen; Burkhard Tiemann wird in seiner Eigenschaft als Geschäftsführender Direktor des IDZ auf diese „Verknüpfungen" zwischen Forschung und Standespolitik gleich noch eingehend in seinem eigenen Referat zu sprechen kommen. Ich möchte aber abschließend noch einmal ganz ausdrücklich meinen Dank an das IDZ und an die gesamte Mannschaft sagen, die uns Standespolitiker in den letzten 20 Jahren doch mit einer ganzen Fülle von wichtigen Informationen versorgt haben – manchmal übrigens auch durchaus von der Sorte „unbequemer Art".

Das IDZ hat mit seiner Forschungsarbeit zweifellos mitgeholfen, die zahnärztliche Versorgung in Deutschland weiterzuentwickeln bzw. auf neue Herausforderungen auch neue Antworten zu finden. Herzlichen Glückwunsch zum 20-jährigen Geburtstag – und weiter so!

Berlin, 25. Oktober 2000

3 20 Jahre zahnärztliche Verbandsforschung – Erfahrungen und Perspektiven

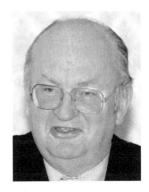

Burkhard Tiemann

3.1 Vorbemerkung

Ich habe heute das Vergnügen und die Ehre, einen Rückblick vorzunehmen auf 20 Jahre zahnärztliche Verbandsforschung – unter Berücksichtigung der Erfahrungen und mit Blick auf die Perspektiven. Wenn man die Liste der Aktivitäten des Instituts einmal durchgeht, dann ist natürlich viel mehr wissenschaftliche Arbeit geleistet worden als heute hier aufgezeigt werden kann, wissenschaftliche Arbeit und Projekte – es klang ja in den Grußworten der Vorsitzenden an –, die einen ganz engen Bezug zur zahnärztlichen Berufspolitik aufweisen.

20 Jahre sind im Leben einer Wissenschaftseinrichtung eine kurze Periode. Zwar werden die Halbwertszeiten wissenschaftlicher Erkenntnisse immer kürzer –, dennoch benötigt der Wissenschaftstransfer für seinen Eingang und die Akzeptanz in der Scientific Community und erst recht in die Praxis einen gewissen zeitlichen Rahmen. Dies gilt auch für Forschungseinrichtungen in der Verbandsszene. Mit 20 Jahren ist die Volljährigkeitsgrenze überschritten, sodass das Erreichen dieses Alterslimits Anlass gibt, über Zielsetzungen, Sinngebung, Relevanz und Erfolg einer Verbandsforschungseinrichtung, wie sie das Institut der Deutschen Zahnärzte darstellt, zu reflektieren und Bilanz zu ziehen. Da auch die beiden Trägerorganisationen Bundeszahnärztekammer und Kassenzahnärztliche Bundesvereinigung weniger als ein halbes Jahrhundert alt sind, begleitet ihr gemeinsames „Kind" IDZ die beiden zahnärztlichen Spitzenorganisationen immerhin eine entscheidende Phase ihres Lebens und ist damit integraler Bestandteil der Zahnarztfamilie geworden.

3.2 Entstehungsgründe der Verbandsforschung im Gesundheitswesen

3.2.1 Verwissenschaftlichung der Sozial- und Gesundheitspolitik

Wenn man nach Ursachen und Hintergründen für die Genese des IDZ vor 20 Jahren fragt, so liegen die Entstehungsgründe in einer deutlichen Veränderung der politischen und wissenschaftlichen Auseinandersetzung mit dem Gesundheitswesen, die sich seit etwa einem Vierteljahrhundert in Deutschland abzeichnet. Diese Metamorphose lässt sich summarisch mit dem Schlagwort einer „Verwissenschaftlichung" der sozial- und gesundheitspolitischen Diskussionslandschaft umreißen. Während bis Mitte der 70er-Jahre in der deutschen Gesundheitspolitik eine fast ausschließlich kostenorientierte Betrachtungsweise der gesundheitlichen Systemfragen vorherrschte, hat sich in den letzten zwei Dezennien immer stärker eine wissenschaftliche und zunehmend interdisziplinäre Beschäftigung mit den Strukturfragen unseres Gesundheitswesens aufgebaut.

Die Hintergründe für diese Verwissenschaftlichung der Gesundheits- und Sozialpolitik lagen und liegen dabei sicherlich in einem erheblichen Maße in den veränderten Rahmenbedingungen der Wirtschafts- und Sozialordnung der Bundesrepublik Deutschland, sind aber auf diese ökonomischen Gesichtspunkte nicht ausschließlich reduzierbar. Hier sind neben dem allgemeinen Trend der Verwissenschaftlichung aller relevanten Politikfelder – erinnert sei an die Wirtschaftspolitik oder Arbeitsmarktpolitik, bei der diese Verwissenschaftlichung schon eine recht lange Tradition hat – die neuen Herausforderungen durch das gewandelte Krankheitspanorama, die medizinische Innovation und die demografischen Veränderungen im Altersaufbau der modernen Industriegesellschaften zu nennen. Ferner war für die deutsche Gesundheitspolitik auch ein gewisser Nachholbedarf im internationalen Vergleich in der wissenschaftlichen Beschäftigung mit den Grundfragen der medizinischen Versorgung zu konstatieren. Erst durch eine Vielzahl von Anstößen aus dem europäischen und außereuropäischen Raum, aber auch durch eine Wiederaufnahme eigener Forschungstraditionen auf dem Gebiet der Bevölkerungsmedizin, kam es in Deutschland zu einer zunehmenden wissenschaftlichen Beschäftigung mit dem Gegenstandsbereich Gesundheitssystem. Aber zweifellos wäre diese wissenschaftliche Entwicklung nicht so dynamisch in Gang gekommen, wenn nicht die finanzielle Kostendynamik im Gesundheitswesen hierzu den Grund gelegt hätte. Heute ist es politisches Gemeingut und im Sozialgesetzbuch normiert, dass wirtschaftlich-medizinische Gesichtspunkte bei Fragen der Wirksamkeit, der Steuerung und der Finanzierung des Gesundheitswesens aufeinander bezogen werden sollten, um zu stabilen Problemlösungen zu kommen. Wenngleich die Mitte der 70er-Jahre einsetzende Gesetzeslawine der Kostendämpfungsgesetzgebung vom KVKG bis zu ihren späten Früchten des Solidaritätsstärkungsgesetzes und der Gesundheitsreform 2000 fast ausschließlich fiskalistisch-ökonomistisch fixiert waren, baute sich insbesondere von gesundheitsökonomischer und sozialmedizinischer Seite befruchtet eine wissenschaftliche Gegenströmung komplexerer Analysen des Gesundheitswesens auf. Nicht zuletzt wurde und wird auch gerade seitens der Heilberufe die Notwendigkeit medizinischer Orientierungsdaten angemahnt, um einer einseitig monetären Betrachtungsweise des Gesundheitswesens zu begegnen. Inwieweit diese Entwicklungstendenzen de facto ein gesellschaftliches Gegengewicht zu der ausschließlich fiskalischen und kurzatmigen Interventionsspirale der staatlichen Kostendämpfungspolitik vergangener Jahre aufbauen können, muss allerdings noch sehr offen bleiben.

3.2.2 Aufbau der Public Health-Forschung

Schon von früheren Bundesregierungen wurde auf die veränderten Herausforderungen im Gesundheitssektor unter anderem mit Programmen zur Forschung und Entwicklung im Dienste der Gesundheit reagiert, um Forschung zu Prävention und Gesundheitsvorsorge, zur Krankheitsbekämpfung und zur Struktur des Gesundheitswesens zu unterstützen. Die Tragweite dieser Verschiebungen und Erweiterungen in den sozialen und gesundheitspolitischen Argumentationsmustern wird noch an einer anderen Entwicklung in Deutschland ersichtlich: 1989 wurde von der damaligen Bundesregierung die Förderinitiative „Public Health-Forschung" ins Leben gerufen, um der Gesundheitsforschung in einzelnen Forschungsverbünden eine institutionelle Plattform zu geben. Das Fördervolumen allein für die erste Anlaufphase betrug 55 Millionen Mark zuzüglich einer kontinuierlichen Folgefinanzierung. An zahlreichen deutschen Hochschulen entstanden so aus einer Vielzahl von Forschungsprojekten zu Fragen der Gesundheit und Krankheit in Deutschland eigene Studiengänge in Public Health, die im Sinne von Postgraduierten-Curricula organisiert sind und unter anderem neben Sozialwissenschaftlern, Ökonomen und Juristen insbesondere auch Ärzten und Zahnärzten zur Zusatzqualifizierung offen stehen. Durch die Einrichtung von Public Health-Studiengängen wird in Deutschland eine Entwicklung faktisch nachgeholt, die bereits seit einer Reihe von Jahren im europäischen und außereuropäischen Ausland, insbesondere Skandinavien, Großbritannien, in den USA und Kanada zum Tragen gekommen ist.

3.2.3 Förderung der Gesundheitssystemforschung

Gesundheitssystemforschung ist geradezu ein forschungspolitisches Modethema geworden. Erstmalig hat sich 1995 die Deutsche Forschungsgemeinschaft mit einer umfangreichen Denkschrift an die Öffentlichkeit gewandt, in der unter dem Titel Gesundheitssystemforschung in Deutschland aktuelle Themenbereiche und exemplarische Forschungsfelder diskutiert und Empfehlungen zur weiteren Forschungsförderung gebündelt werden. Namhafte Stiftungen wie die Bertelsmann-Stiftung, Ludwig-Erhard-Stiftung und Heinz-Nixdorf-Stiftung haben das Thema Gesundheit entdeckt und Reformvorschläge für die Strukturenfinanzierung des Gesundheitswesens vorgelegt.

3.2.4 Gesundheitsberichterstattung

Zunehmend nimmt sich auch die Politik der Strukturfragen des Gesundheitswesens an. Mit der Einrichtung des Sachverständigenrates für die Konzertierte Aktion und den regelmäßigen Gutachten dieses Gremiums zu Strukturfragen der medizinischen Versorgung stellte sich für die Berufsverbände der Heilberufe die Herausforderung, den dadurch ausgelösten Diskussionsprozess nicht nur berufspolitisch, sondern auch fachlich-wissenschaftlich zu begleiten. Das Gleiche gilt für den Aufbau einer Nationalen Gesundheitsberichterstattung für die Bundesrepublik Deutschland und gesetzliche Anforderungen an Qualitäts- und Effizienzsicherungen der Versorgung im SGB V, die bewirken, dass Verbandspolitik heute ohne wissenschaftliche Grundlagenarbeit und -begleitung nicht mehr vorstellbar ist.

3.3 Einrichtung eines wissenschaftlichen Instituts der Zahnärzteschaft

Diese Entwicklungen führten seit Mitte der 70er-Jahre auch in der Zahnärzteschaft zunehmend zu der Erkenntnis, dass der spezifische Standpunkt der Zahnärzteschaft in einer eigenständigen und selbstgesteuerten Form zur Geltung gebracht werden muss. Nach einer Vielzahl engagierter und kontroverser Diskussionen in den zahnärztlichen Gremien über das Für und Wider eigener Verbandsforschungsaktivitäten für den Berufsstand wurde auf Beschluss der Vertreterversammlung der KZBV die Errichtung eines eigenen wissenschaftlichen Instituts als rechtsfähige Stiftung privaten Rechts vorangetrieben, das unter dem Namen „Forschungsinstitut für die zahnärztliche Versorgung (FZV)" seine Arbeit am 1. Februar 1980 aufnahm. Mir ist in bester Erinnerung, als ich gemeinsam mit dem damaligen Vorstandsvorsitzenden der KZBV, Dr. Zedelmaier, die Institutsgründung initiierte, auf welche Skepsis dies bei vielen Berufsvertretern stieß, die in der Verwissenschaftlichung der Berufspolitik eher etwas Bedrohliches sahen, aber auch bei Vertretern der zahnmedizinisch-universitären Wissenschaft, die im Verbandsinstitut eine Konkurrenz witterten. Die Einwände reichten von der Gefahr mangelnder Objektivität eines verbandsinteressengeleiteten Instituts über die drohende Verselbstständigung und Ablösung sozialwissenschaftlicher Forschungsaktivitäten von standespolitischer Einflussnahme bis hin zu Einschätzungsunsicherheiten über das, was Forschungsgegenstand eines Verbandsinstituts sein könnte. Sehr bald aber nachdem das Institut seine Arbeit aufnahm, wurde deutlich, dass hier keine praxisfremde Spielwiese für Sozialwissenschaftler und auch keine Konkurrenz zu fachlich zahnmedizinisch-universitärer Forschung entstanden war, sondern wissenschaftliche Politikberatung einerseits und wissenschaftliche Grundlagenarbeit zu Fragen der zahnärztlichen Versorgung andererseits im Vordergrund standen.

Die forschungsbezogene Gründungsaktivität der Zahnärzteschaft hat im Übrigen ihre Vorbilder im Zentralinstitut für die kassenärztliche Versorgung und im Wissenschaftlichen Institut der Ortskrankenkassen, mit denen die Kassenärztliche Bundesvereinigung bereits 1973 beziehungsweise der Bundesverband der Ortskrankenkassen 1976 auf das Erfordernis wissenschaftlicher Auseinandersetzung mit den Grundfragen der medizinischen Versorgung reagiert hatten. Zu erwähnen sind in diesem Zusammenhang aber auch die Gründungen der wirtschafts- und sozialwissenschaftlichen Institute der Arbeitgeberverbände und des Gewerkschaftsbundes, die ebenfalls frühzeitig die Notwendigkeit wissenschaftlicher Untermauerung der Verbandsaktivitäten erkannt hatten. So wurde denn auch als zentraler Auftrag des FZV die Forschung auf dem Gebiet der zahnärztlichen Versorgung, insbesondere der gesetzlichen Krankenversicherung, als sachdienliche Hilfestellung bei den gesetzlichen und satzungsmäßigen Aufgaben der zahnärztlichen Berufsvertretungen formuliert, um deren Auftrag zur Sicherstellung der kassenzahnärztlichen Versorgung zu unterstützen und weiterzuentwickeln.

3.4 Auftrag des Instituts der Deutschen Zahnärzte

War das Forschungsinstitut für die zahnärztliche Versorgung noch eine Einrichtung der Kassenzahnärztlichen Bundesvereinigung, wurde durch Beschlüsse von KZBV und Bundeszahnärztekammer ab 1.1.1987 eine gleichgewichtige Trägerschaft der beiden zahnärztlichen Bundesorganisationen hergestellt und eine gemeinsame zentrale Forschungseinrichtung unter dem Namen „Institut der Deutschen Zahnärzte" etabliert. Bundeszahnärztekammer und KZBV haben damit die Verbandsforschung als eine Gemeinschaftsaufgabe der deutschen Zahnärzte erkannt und mit dem IDZ eine Institution geschaffen, deren satzungsmäßige Aufgabe es ist, für die Berufspolitik der deutschen Zahnärzte praxisrelevante Forschung, Entwicklung und Beratung in den Aufgabenbereichen der zahnärztlichen Spitzenorganisationen zu betreiben. Dabei waren sich beide Trägerorganisationen von Anfang an bewusst, dass die Gesundheitsforschung im zahnmedizinischen Feld eine Vielzahl wissenschaftlicher Fachdisziplinen tangiert und Themenstellungen betrifft, die gesundheitsökonomische, juristische, betriebswirtschaftliche Themen ebenso berühren wie die medizinsoziologischen oder -psychologischen und sozialmedizinischen Komponenten der zahnärztlichen Versorgung. Vor diesem interdisziplinären Hintergrund bilden folgende Ziele der wissenschaftlichen Arbeit des IDZ die Grundlage der Institutsaktivitäten (vgl. Übersicht 3-1):

> **Übersicht 3-1: Ziele der wissenschaftlichen Arbeit des IDZ**
>
> - Wissenschaftliche Beratung und Unterstützung der berufspolitischen Gremien von KZBV und BZÄK durch Durchführung von Forschungsprojekten zu Fragen des Systems der zahnärztlichen Versorgung und der zahnärztlichen Berufsausübung
> - Wissenschaftliche Darstellung der Besonderheiten des zahnmedizinischen Standpunktes auf dem Gesamtfeld der Gesundheitsforschung in Deutschland durch Forschungspublikationen und durch Ausrichtung von wissenschaftlichen Symposien
> - Herstellung eines zahnärztlichen Eigengewichtes im Verhältnis zu den Verbandsforschungsaktivitäten anderer Organisationen des Gesundheitswesens
> - Vorhalten einer Anlaufstelle für wissenschaftliche Anfragen und Analysen der zahnärztlichen Versorgung auf nationaler, europäischer und internationaler Ebene (z. B. ERO, FDI oder WHO)
> - Unterstützung bei Serviceleistungen für die niedergelassene Zahnärzteschaft zu Fragen der Praxisführung, z. B. auf den Feldern der EDV, der Ergonomie, Materialübersichten usw.

Von Anbeginn an hat sich das IDZ dabei auf folgende Schwerpunkte konzentriert (vgl. Übersicht 3-2):

> **Übersicht 3-2: Hauptthemenfelder der Arbeit des IDZ**
>
> - Systemanalysen der Gesundheitsversorgung im nationalen Raum und im internationalen Vergleich
> - Epidemiologie von Zahn-, Mund- und Kieferkrankheiten in der Bevölkerung
> - Fragen der Sozial- und Verhaltensmedizin, insbesondere Präventionsforschung
> - Qualitätssicherungsforschung
> - Recht der zahnärztlichen Versorgung
> - Problemstellungen der Gesundheitsökonomie
> - Zahnärztliche Berufsausübung

Dabei ist zu berücksichtigen, dass mit einem vergleichsweise kleinen Stab häufig auch eine externe wissenschaftliche Projektkooperation, insbesondere mit zahnmedizinischen Wissenschaftlern und externen Forschungsinstituten und universitären Einrichtungen, erforderlich ist. Die Forschungsaktivitäten werden in Publikationsreihen, insbesondere der IDZ-Materialienreihe und IDZ-Broschürenreihe, dokumentiert. Zusätzlich gibt das IDZ einen Informationsdienst heraus, der in unregelmäßigen Abständen über wesentliche Forschungsfragen bzw. Forschungsergebnisse in knapper Form berichtet und sich an einen breiten Adressatenkreis aus den Bereichen Gesundheits- und Sozialpolitik, ärztliche und zahnärztliche Selbstverwaltung, Medizinjournalismus und Gesundheitsforschungsinstitutionen im In- und Ausland wendet. Darüber hinaus ist das Institut auf wissenschaftlichen Tagungen und Kongressen durch eigene Beiträge vertreten und veranstaltet zu aktuellen wissenschafts- und berufspolitisch relevanten Fragen Symposien unter Mitwirkung namhafter Wissenschaftler und Berufspolitiker.

3.5 Verbandsforschung und Berufspolitik

Eine allgemeine Darstellung der Forschungsaktivitäten des IDZ bliebe unvollständig, wenn nicht auch darauf hingewiesen würde, dass selbstverständlich auch die Verbandsforschung im zahnärztlichen Raum sich notgedrungen zuweilen in einem gewissen Spannungsfeld zur Berufspolitik bewegt. Die enge Anbindung an die Berufspolitik ist durch die Organisationsstruktur des IDZ gewährleistet, das durch einen gemeinsamen Vorstandsausschuss von Vorstandsmitgliedern der KZBV und BZÄK geleitet wird, unter dem alternierenden Vorsitz des KZBV-Vorsitzenden und des BZÄK-Präsidenten. Ist somit eine enge Anbindung an die politische Willensbildung der zahnärztlichen Spitzengremien gewährleistet, bleibt doch Verbandsforschung, wenn sie innovativ sein soll und nicht bloß eine wissenschaftlich aufgeputzte PR-Stelle eines Verbandes darstellt, auf einen Freiraum autonomen Forschens angewiesen, weil nur auf diese Weise Fragestellungen generiert werden können, die längerfristig und zukunftsorientiert jenseits der Tagespolitik für den Berufsstand von Bedeutung sind und weil nur so das Maß an wissenschaftlicher Objektivität und Glaubwürdigkeit erzielt werden kann, ohne das ein Verbandsinstitut im politischen und wissenschaftlichen Umfeld weder Renommee noch Glaubwürdigkeit, noch Akzeptanz erringen kann. So ist es eine zentrale Funktion des Instituts, Fragestellungen und Themen zu durchdenken und zu problematisieren, die vielleicht standespolitisch zunächst auch Neuland sind, die aber doch die interne Willensbildung befruchten und Berufspolitik zu prospektivem Handeln bewegen können. Vorrangig wendet sich das IDZ Problemstellungen zu, deren Aufarbeitung und Veröffentlichung nützlich und geboten erscheint, um zahnärztliche Belange deutlich werden zu lassen. In erster Linie sieht das IDZ seine Aufgabe darin, mit den Institutionen und Forschungseinrichtungen aus dem staatlichen, halbstaatlichen, privaten oder verbandlichen Bereich das wissenschaftliche Gespräch zu suchen, um die Funktion der zahnmedizinischen Versorgung und die Rolle des zahnärztlichen Berufsstandes für die zahngesundheitliche Versorgung der Bevölkerung bewusst zu machen. Hier soll das Institut als Multiplikator zahnärztlicher Konzeptionen in der Publizistik, in der Sozialpolitik, bei Verbänden, Ministerien, Krankenkassen und Parteien ebenso wirken wie der Vermittlung zahnärztlicher Sichtweisen in wissenschaftlichen Stiftungen und in wissenschaftlichen Einrichtungen dienen.

Nach 20 Jahren Erfahrung mit der Arbeit des Instituts glaube ich feststellen zu können, dass dieses Selbstverständnis des Instituts sowohl in der „Binnenperspektive", d.h. im Verhältnis zu den politisch-verantwortlichen zahnärztlichen Gremien, als auch nach „außen" gegenüber dem gesundheits- und sozialpolitischen Umfeld und dem so genannten Wissenschaftsbetrieb durchgesetzt werden konnte. Ich kann mit Freude und Stolz feststellen, dass nach 20 Jahren das IDZ in der zahnärztlichen Berufspolitik die Akzeptanz und den Platz gefunden hat, die einer solchen Wissenschaftseinrichtung im Verbandswesen gebührt, dass das IDZ sich aber auch in der Wissenschaftsszene selbst, bei Ministerien, Krankenkassen und Verbänden ein Renommee geschaffen hat, das dem zahnärztlichen Berufsstand zugute kommt. Dies ist das Verdienst vorausschauender zahnärztlicher Standespolitiker, die die Arbeit des Instituts gefördert haben, und engagierter Mitarbeiter, die kreativ die Projekte des IDZ vorangebracht haben. Breitenwirkung kann eine solche Grundlagenarbeit letztlich nur dann entfalten, wenn die Zahnärzteschaft auf breiter Basis diese Arbeit mitträgt und das Institut als ein wissenschaftliches Forum annimmt, das den eigenen Standpunkt nach innen konzeptionell verdeutlicht und vertieft und nach außen eine spezifische Transformations-, Multiplikations- und Innovationsfunktion im gesundheits- und sozialpolitischen Raum erfüllt.

3.6 Forschungsschwerpunkte des IDZ

Dass das IDZ diesen Zielsetzungen in weitem Umfang gerecht geworden ist, möchte ich im Folgenden kurz anhand der Forschungsschwerpunkte und laufenden Projektarbeit skizzieren und exemplifizieren.

3.6.1 Epidemiologie von Zahn-, Mund- und Kieferkrankheiten in der Bevölkerung

Die Oralepidemiologie z. B. stellt einen zentralen Arbeitsschwerpunkt des Instituts dar. Durch die großen Mundgesundheitsstudien für die alten Bundesländer von 1989, für die neuen Bundesländer von 1992, konnte erstmals für Deutschland ein bevölkerungsrepräsentatives Bild über den Mundgesundheitszustand und den zahnärztlichen Versorgungsgrad erstellt werden. Zusätzliche sozialwissenschaftliche Analysen wurden angefertigt, um die vielfältigen zahnmedizinischen Diagnosen und Befunddaten mit dem Mundgesundheitsverhalten und sozialstrukturellen Merkmalen in Beziehung zu setzen. Internationale Vergleichsanalysen wurden darüber hinaus angestellt, um die aktuelle Datenlage zur Oralmorbidität und zum Sanierungsgrad für Deutschland in einen größeren Bewertungsrahmen zu stellen. Durch diese epidemiologischen Analysen konnte der Öffentlichkeit aufgezeigt werden, dass auch in Deutschland die Kariesmorbidität bei Kindern und Jugendlichen signifikant zurückgegangen ist, dass die Bevölkerung einen hohen zahnärztlichen Sanierungsgrad aufweist und dass das prothetische Versorgungsniveau im internationalen Vergleich einen außerordentlich günstigen Platz einnimmt. Ferner konnte mit einer Vielzahl von Einzelergebnissen veranschaulicht werden, in welchem großen Maße das Mundgesundheitsverhalten der Menschen den oralen Erkrankungsgrad prägt. Durch die epidemiologische Projektserie ist es gelungen, den in früheren Gutachten des Sachverständigenrates und Veröffentlichungen des Gesundheitsministeriums vorgetragenen Vermutungen, die Zahnmedizin in Deutschland sei ineffizient und teuer, durch wissenschaftlich-fundiertes, methodisch unangreifbares Material entgegenzutreten und dieses durch zahlreiche Veröffentlichungen, die auch international große Beachtung gefunden haben, zu erhärten.

In der Dritten Deutschen Mundgesundheitsstudie wurde erstmals auch bundesweit repräsentatives Datenmaterial über den oralen Gesundheitszustand des kontinuierlich ansteigenden Anteils der älteren Bundesbürger erhoben. Darüber hinaus wurden in einem repräsentativen Stichprobenmodell die entsprechenden Daten für Kinder und Jugendliche fortgeschrieben und eine weitere deutliche Verbesserung der Zahngesundheit bei Kindern und Jugendlichen festgestellt, die flächendeckend die Effizienz von Präventionsmaßnahmen belegt. Es sei an dieser Stelle darauf hingewiesen, dass auch dieser groß angelegte Mundgesundheitssurvey auf eigene Initiative der Zahnärzteschaft entstanden ist und von Bundeszahnärztekammer und KZBV mit Unterstützung der Länder-KZVen in vollem Umfang bei einem Kostenvolumen von 1,8 Millionen DM selbst finanziert wurde.

3.6.2 Systemanalysen der Gesundheitsversorgung

Lassen sie mich als weiteres Beispiel der Forschungsschwerpunkte die Systemanalysen der Gesundheitsversorgung ansprechen. Hier wurde zum einen auf der Grundlage einer industrieökonomischen Betrachtungsweise der Wirtschaftszweig der zahnärztlichen Versorgung in Deutschland analysiert und mit anderen Wirtschaftszweigen innerhalb und außerhalb des Gesundheitswesens verglichen. Die Ergebnisse machten übrigens deutlich, dass die Umsätze des Wirtschaftszweiges zahnärztliche Versorgung gegenläufig zum boomenden Gesundheitssektor schon seit 1985 durch permanente Restriktionspolitik stagnieren und auch die Beschäftigung in diesem Bereich seit einiger Zeit wieder sinkt. Andererseits zeigen die seit 1984 durchgeführten Analysen des zahnärztlichen Investitionsverhaltens bei der Niederlassung, dass das für die Praxisgründung erforderliche Investitionsvolumen im Vergleich zu den ärztlichen Investitionen fast an der Spitze der Facharztgruppen liegt und damit deutlich die Kostenintensität der Zahnarztpraxis belegt.

3.6.3 Gesundheitsökonomie und zahnärztliche Berufsausübung

Bei den Themenschwerpunkten Gesundheitsökonomie und zahnärztliche Berufsausübung steht seit Jahren für das IDZ zum einen die wissenschaftliche Auseinandersetzung mit der so genannten „Dänenstudie" im Vordergrund, die mit ausschließlich zeitbezogenem Ansatz das zahnärztliche Leistungsgeschehen zu erfassen und zu bewerten versuchte. In einer eigenen arbeitswissenschaftlichen Projektserie hat das IDZ bereits frühzeitig unter systematischem Einbezug arbeitsphysiologischer und arbeitspsychologischer Erkenntnisse einen methodischen Rahmen entwickelt, der es grundsätzlich erlaubt, das zahnärztliche Leistungsgeschehen mehrdimensional abzubilden. Dabei wurde deutlich, dass für die Bewertungsfrage eine Minutenzahnmedizin im Stoppuhrverfahren zu kurz greift; neben der Beanspruchungsdauer, d.h. insbesondere dem Zeitaufwand, müssen auch Aspekte der Beanspruchungsintensität (geistige und körperliche Belastungsfaktoren) angemessen erfasst werden, um eine sachgerechte Bewertungsrelationierung zahnärztlicher Leistungen entwickeln zu können.

Dieser Ansatz steht im Mittelpunkt auch der derzeitigen arbeitswissenschaftlichen Analyse für einen neuen zahnärztlichen Leistungskatalog, die durch den gesetzlichen Auftrag einer Neufestlegung der Bewertungsrelationen bis zur Jahresmitte 2001 untermauert wird. Der Gesetzesauftrag der Neubeschreibung einer präventionsorientierten Versorgung hat dazu geführt, dass die Spitzengremien der deutschen Zahnärzteschaft das IDZ mit der Durchführung einer arbeitswissenschaftlichen Analyse für einen neuen Leistungskatalog beauftragt haben. Sie soll nach Maßgabe exakt definierter Therapieschritte auf der Grundlage moderner, zukunftsorientierter Leistungsbeschreibungen in Zahnarztpraxen durchgeführt werden. Weitere Projekte aus dem Forschungsfeld Arbeitsbelastungen des Zahnarztes auf der Basis arbeitswissenschaftlicher Methoden betreffen ergonomische Untersuchungen arbeitsphysiologischer Belastungen des Zahnarztes sowie eine exakte Erfassung von Arbeitsbelastungen und Gesundheitsrisiken, denen der Zahnarzt hinsichtlich des Stütz- und Bewegungsapparates, der dermatologischen Exposition sowie der Stressbelastung ausgesetzt ist.

Interessant ist auch die aktuelle Untersuchung zum Preisvergleich zahnärztlicher Leistungen im europäischen Kontext, die in Zusammenarbeit mit der Beratungsgesellschaft für angewandte Systemforschung (BASYS) angestellt wurde und die zeigt, dass im europäischen Vergleich die deutschen Preise der zahnärztlichen Versorgung im Mittelfeld liegen, insbesondere der prozentuale Anteil des zahnärztlichen Honorars in Relation zu den Material- und Laborkosten in Deutschland gering ist. Diese Informationen erscheinen geeignet, der gesundheitspolitischen Diskussion in Deutschland neue Impulse zu geben. Sie werden auch den europäischen Gremien zur Verfügung gestellt.

3.6.4 Präventionsforschung

Ein weiteres Beispiel: die Präventionsforschung. Mit der Einführung von Individualprophylaxeleistungen in das System der vertragszahnärztlichen Versorgung wuchsen zwangsläufig auch das Fortbildungsinteresse und der

Fortbildungsbedarf des Zahnarztes für eine geeignete Umsetzung dieses Leistungsbereiches in die Zahnarztpraxis. Hier wurde ein Curriculum Individualprophylaxe in der vertragszahnärztlichen Versorgung als Handreichung für Referenten zur Fortbildung von Zahnärzten und zahnärztlichen Assistenzberufen entwickelt sowie ein umfangreiches Handbuch zur Gruppen- und Individualprophylaxe vorgelegt.

Den möglichen ökonomischen Effekten der Individualprophylaxe wurde in einem computergestützten Simulationsmodell nachgegangen, welches in der Analyse erstmals demographische, oralepidemiologische und wirtschaftliche Daten miteinander verknüpft. Die Akzeptanz der Individualprophylaxe bei niedergelassenen Zahnärzten war Gegenstand einer bundesweiten Erhebung in Zusammenarbeit mit der Medizinischen Hochschule Hannover. Die Untersuchung belegt, dass die Prophylaxe von der überwältigenden Mehrheit der Zahnärzte angenommen wird. Deutlich wird aber auch, dass Individualprophylaxe nur zu leistungs- und kostengerechten Honoraren erbracht werden kann und an Praxisorganisation und Fortbildung erhebliche Anforderungen stellt.

3.6.5 Qualitätsforschung

Auf dem Gebiet der Qualitätsforschung hat das IDZ sich frühzeitig engagiert und in einem wissenschaftlichen Werkstattgespräch die Gesamtthematik unter Beteiligung namhafter Wissenschaftler aus Zahnmedizin und Biostatistik grundlegend bearbeitet. 1994 entstand ein Weißbuch zur Qualitätssicherung in der zahnmedizinischen Versorgung mit einem umfassenden Sachstandsbericht zu den Strukturen und Regelungen der Qualitätssicherung in der zahnmedizinischen Versorgung. Darauf aufbauend wurde ein Modellversuch Qualitätszirkel im Kammerbereich Westfalen-Lippe durchgeführt, der Aufschluss über die Eignung und Akzeptanz dieser Verfahrensweise zur Qualitätssicherung innerhalb der Zahnärzteschaft bringen sollte. Durch innerprofessionelle Kleingruppenarbeit unter Mitarbeit von Moderatoren wurde die Eignung des Verfahrens Qualitätszirkel auf dem Gebiet der zahnärztlichen Qualitätssicherung erprobt und evaluiert. Die Ergebnisse sind auch Basis für inzwischen bundesweit über 250 aktive zahnärztliche Qualitätszirkel.

Ein inzwischen etabliertes Medium der Praxisinformation und Qualitätssicherung ist Das Dental Vademekum (DDV), das ähnlich wie die Rote Liste für die Arztpraxis, seit 1989 in tabellarisch übersichtlicher Form die wichtigsten fachlichen Angaben zu den einzelnen Dentalmaterialien liefert und mit seinen Produktangaben über den gesamten Dentalmarkt einen breiten Informationsfundus für die Zahnarztpraxis darstellt.

Höchst aktuell ist die Beschäftigung des IDZ mit Problemstellungen und Umsetzbarkeit einer evidenz-basierten Medizin auf dem Gebiet der Zahn-,

Mund- und Kieferheilkunde. Gemeinsam mit der Zahnärztlichen Fortbildungsakademie Karlsruhe wurde der Frage nach Bedeutungsgehalt und Anwendungsorientierung von Evidence-based Dentistry nachgespürt und nachgewiesen, dass auf diesem Gebiet eine Vielzahl von Forschungslücken zu identifizieren ist, deren Schließung im Hinblick auf den Transfer gesicherter Erkenntnisse in die praktisch-klinische Versorgung vordringlich ist.

Als weiterer wichtiger Schritt für die Förderung der zahnmedizinischen Qualitätssicherung wurde von der Bundeszahnärztekammer zusammen mit der DGZMK und der KZBV das Konzept einer Zahnärztlichen Zentralstelle Qualitätssicherung der deutschen Zahnärzteschaft entwickelt. Diese Zahnärztliche Zentralstelle Qualitätssicherung (zzq) wurde zum 1. 1. 2000 im IDZ als Stabsstelle eingerichtet und wird Stellungnahmen zur Qualität der Gesundheitsversorgung abgeben sowie Leitlinien zur Qualitätssicherung und ein Konzept einer strukturierten Fortbildung entwickeln. In einer ersten Stellungnahme zur Über-, Unter- und Fehlversorgung im Gesundheitswesen hat die Zahnärztliche Zentralstelle gegenüber dem Sachverständigenrat für die Konzertierte Aktion Stellung genommen. Die Institutionalisierung einer solchen Zentralstelle zeigt, dass die Zahnärzteschaft sich dieser fachlichen sowie berufs- und gesundheitspolitischen Herausforderung stellt und Qualitätssicherung als eine genuin innerprofessionelle Aufgabe begreift.

3.6.6 Recht der zahnärztlichen Versorgung

Ein Überblick über die Aktivitäten des IDZ wäre unvollständig ohne die wichtigen Beiträge, die das IDZ zur Gesundheits- und Gesellschaftspolitik und zum Kassenarztrecht geleistet hat. Die Politikanalyse und die Analyse gesundheitspolitischer Programme ist fortlaufend von Mitarbeitern des IDZ geleistet worden. Gerade weil zahnärztliche Berufspolitik in zunehmendem Maße mit Gesundheits- und Gesellschaftspolitik verflochten ist, macht dieser Prozess es erforderlich, sich schwerpunktmäßig mit Fragen der Politikanalyse zu befassen, um die Anliegen der zahnärztlichen Berufspolitik effektiv im Spannungsfeld der Gesundheitspolitik zu platzieren. So werden gesundheitspolitische Programme der Parteien und Verbände in Bezug auf ihre Relevanz für die zahnärztliche Berufspolitik untersucht. Auch an der Analyse der Gutachten des Sachverständigenrates für die Konzertierte Aktion im Gesundheitswesen und fachlich fundierten Stellungnahmen für den Sachverständigenrat und zur Gesundheitsberichterstattung nimmt das IDZ in Zusammenarbeit mit den Abteilungen der zahnärztlichen Spitzenorganisationen entscheidenden Anteil. Zur strukturellen Entwicklung der gesetzlichen Krankenversicherung und zur Entwicklung des Kassenarztrechts wurden schon in den 80er-Jahren grundlegende Arbeiten publiziert, die in den nächsten Jahren verstärkt fortgeführt werden sollen.

3.7 Zukünftige Herausforderungen an die Institutsarbeit

Die Stellung des Zahnarztes im System der vertragszahnärztlichen Versorgung, seine Zukunft als Freiberufler oder Amtswalter eines überbordenden Kassensystems gerät dabei ebenso in das Blickfeld rechtswissenschaftlicher und soziologischer Analyse wie die europäische Rechtsentwicklung, der das IDZ in Zukunft besondere Aufmerksamkeit schenken wird. Die grenzüberschreitende Nachfrage nach Gesundheitsleistungen und deren Erbringung, der fortschreitende europäische Integrationsprozess, die damit zwangsläufig verbundene Konvergenz sozialer Sicherungssysteme und leistungsrechtliche Kompatibilitätsprobleme werden in Zukunft völlig neue Fragestellungen aufwerfen, die mit den alten Strukturmustern eines zunehmend verkrusteten Sachleistungssystems im Korsett der Budgetzwänge nicht zu lösen sein werden. Dass die Wunder fast unbegrenzter Leistungserbringung unter Bedingungen der Beitragssatzstabilität staatlich abgesenkter Vergütungen und steigenden Qualitätsanforderungen, die das gegenwärtige Krankenversicherungssystem verheißt, eine Fata Morgana bleiben, ist Gesundheitsökonomen seit langem bewusst und dringt immer tiefer auch in das politische Bewusstsein der Bevölkerung ein.

Hier zukunftsorientierte Alternativmodelle zu entwickeln, wird eine zentrale Herausforderung für das IDZ sein, gerade weil es auf interdisziplinäre Arbeitsmethoden angelegt ist. Nur wenn sich Gesundheitsökonomen, Juristen, Sozialwissenschaftler und Sozialmediziner zusammenfinden und der zahnärztliche Sachverstand die spezifisch zahnärztlichen Belange und Sichtweisen einbringt, können für die Zahnmedizin Versorgungsstrukturen entwickelt werden, die zukunftsweisend sind. Die Berufspolitik hat in ihrem Vertrags- und Wahlleistungskonzept ein entscheidendes gesundheitspolitisches Signal gesetzt, das zunehmend in der Politik auf Akzeptanz stößt. Dieses Konzept wissenschaftlich zu begleiten und ökonomisch, juristisch und sozialmedizinisch zu flankieren, wird eine der wichtigen Zukunftsaufgaben auch der Institutsarbeit sein. In den kommenden Jahren, die für den zahnärztlichen Berufsstand, seine Freiberuflichkeit und Selbstverwaltung sowie die ordnungspolitische Struktur der zahnmedizinischen Versorgung entscheidende Weichenstellungen im Sinne marktwirtschaftlicher Orientierung und Stärkung der Eigenverantwortlichkeit oder Potenzierung der Rationierungszwänge und staatlicher Einbindung der Medizinalberufe bewirken, wird das IDZ weiter bestrebt sein, seinem Auftrag gerecht zu werden, im Dienst des zahnärztlichen Berufsstandes wissenschaftlicher Politikberatung und analytischer Grundlagenarbeit zu dienen und damit zu beweisen, was freiberufliche Selbstverwaltung – und m. E. nur sie – eigeninitiativ zu leisten vermag.

4 Paradigmenwechsel in der Zahnheilkunde aus oralepidemiologischer Sicht

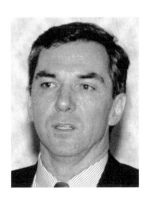

Elmar Reich

Ich freue mich, heute anlässlich des Symposiums zum 20-jährigen Bestehen des Instituts der Deutschen Zahnärzte als Referent geladen zu sein, da mich mit dem Institut eine intensive und langjährige Projektzusammenarbeit verbindet. Mein heutiges Thema beschäftigt sich mit dem Paradigmenwechsel in der Zahnheilkunde – der Gegenstand der gesundheitspolitischen Diskussion ist – aus der Sicht der Epidemiologie. Ich berichte hier auch über die Ergebnisse aus der gemeinsamen Forschungsarbeit mit dem IDZ und einem zahnmedizinischen Expertenkreis bei den bisherigen drei großen Mundgesundheitsstudien DMS I, DMS II und DMS III.

4.1 Entwicklung der Oralepidemiologie in Deutschland

Die Epidemiologie hat in der Zahnmedizin in Deutschland eine lange Tradition. So gab es schon Untersuchungen zum Karieszustand an Schulkindern, die kurz nach der Jahrhundertwende durchgeführt worden waren. Dennoch fehlten lange Zeit bevölkerungsrepräsentative Untersuchungen zum Mundgesundheitszustand der deutschen Bevölkerung. Auch in der Deutschen Gesellschaft für Zahn- Mund- und Kieferheilkunde (DGZMK) war dieses Defizit erkannt worden. In den 80er-Jahren wurden unter Leitung von Professor Dr. Naujoks/Würzburg zur Beschreibung des Gesundheitszustandes epidemiologische Untersuchungen – A0-, A5- und A10-Studie – durchgeführt. Allerdings war es aufgrund der begrenzten Finanzmittel dem Arbeitskreis Epidemiologie der DGZMK nicht möglich, bevölkerungsrepräsentative Studien durchzuführen. Man ging deshalb den Weg, Befunde an Patienten in Zahnarztpraxen zu erheben. Methodisch war dies problematisch, da die Untersuchung von Patienten in Praxen oder Krankenhäusern natürlich zu einer Verschiebung der Ergebnisse führt. Patienten kommen zur Behandlung in Zahnarztpraxen, und bei der Untersuchung dieser Patienten werden verständlicherweise mehr Krankheiten festgestellt als im Durchschnitt der Bevölkerung.

Da auch von Standespolitikern erkannt worden war, dass gut fundierte Daten für die Argumentation in der Gesundheitspolitik notwendig sind, konnten Ende der 80er-Jahre die führenden Köpfe des Instituts der Deutschen Zahnärzte (IDZ) daran gehen, eine epidemiologische Studie zu planen, welche die vorgenannten Probleme der früheren A0-, A5- und A10-Studien der DGZMK vermeiden sollte. Die Datenlage war bis zu diesem Zeitpunkt für die orale Gesundheit in Deutschland sehr dürftig gewesen und beschränkte sich – außer den drei Praxisstudien – auf regionale Studien, die aus o. g. Gründen keine Bewertung des Gesundheitszustandes der Gesamtbevölkerung der Bundesrepublik Deutschland zuließen. Nach gründlicher Vorbereitung durch das IDZ wurde in Kooperation mit der DGZMK und einem zahnmedizinischen Expertenteam um Professor Naujoks im Jahre 1989 die erste bevölkerungsrepräsentative deutsche Mundgesundheitsstudie durchgeführt. Die dabei erhobenen Daten belegten zum einen, dass die Bundesrepublik Deutschland gegenüber den „Prophylaxenationen" wie der Schweiz oder Skandinavien im Kariesbefall bei Kindern noch deutlich hinterher hinkte. Auch der Vergleich mit Daten aus der DDR zeigte deutlich bessere Gesundheitsverhältnisse bei den Kindern in Ostdeutschland. Nach der Wiedervereinigung wurde vom IDZ und den Kostenträgern beschlossen, eine Untersuchung nach den gleichen methodischen Prinzipien wie in der 1. Mundgesundheitsstudie auch im Osten Deutschlands – also in allen neuen Bundesländern – durchzuführen. Darin konnte gezeigt werden, dass der Kariesbefall im Osten bei den 12-Jährigen etwa 25% niedriger lag als im Westen. Bei den Erwachsenen waren die DMFT-Werte höher als im Westen.

1997 führte das Institut der Deutschen Zahnärzte wiederum im Zusammenwirken mit einem wissenschaftlichen Expertenkreis die Dritte Deutsche Mundgesundheitsstudie (DMS III) durch.

4.2 Einfluss der Gruppenprophylaxe und der Individualprophylaxe auf den Grad der Mundgesundheit

Insbesondere die Vergleiche mit anderen Industrienationen und den globalen Zielen der WHO für das Jahr 2000 hatten aufgrund der Ergebnisse aus den ersten beiden Mundgesundheitsstudien gezeigt, dass Deutschland in der Prophylaxe einen deutlichen Nachholbedarf aufwies. Die Situation bei Erwachsenen war jedoch nicht zuletzt aufgrund der guten restaurativen Versorgung der Bundesrepublik Deutschland besser oder mindestens nicht schlechter als in anderen Industrienationen.

Die Erfolge der Prophylaxemaßnahmen in anderen Ländern hatten Wissenschaftler und Standespolitiker zu Forderungen gegenüber der Gesundheitspolitik veranlasst, flächendeckende Prophylaxemaßnahmen auch in Deutschland einzuführen. Lange Zeit waren es – neben den Programmen des öffentlichen Gesundheitsdienstes – meistens Zusammenschlüsse von niedergelassenen Zahnärzten in der freien Praxis, die ihre Freizeit für die Durchführung von Prophylaxemaßnahmen opferten. In den 80er-Jahren wurden dann Landesarbeitsgemeinschaften zur Verbesserung der Zahngesundheit bei Kindern und Jugendlichen gegründet. Die gesetzliche Aufgabe bestand in der Durchführung gruppenprophylaktischer Maßnahmen in Kindergärten und Schulen.

Das Ergebnis dieser Maßnahmen in der Gruppenprophylaxe zeigte jedoch, was auch schon aus anderen Ländern wie der Schweiz berichtet wurde, dass trotz eines Kariesrückgangs eine Polarisierung der Karies aufgetreten war, d.h. dass eine relativ kleine Gruppe von Kindern/Jugendlichen einen hohen Prozentsatz der Karieserkrankung auf sich vereinigte (Schieflage in der Kariesverteilung).

Die logische Schlussfolgerung, darüber hinausgehende Maßnahmen der Individualprophylaxe einzuführen, war lange Zeit auch in der Zahnärzteschaft kontrovers diskutiert worden. Die Individualprophylaxe von IP 1 wie „Beratung" bis zur IP 5 „Fissurenversiegelung", fand 1991 bzw. 1993 Eingang in den Katalog der GKV. Seit diesem Zeitpunkt kam es zu einer starken Zunahme der individualprophylaktischen Maßnahmen in der Praxis. Allerdings wird seitdem diskutiert, welche Maßnahmen wichtiger sind, die Gruppenprophylaxe oder die Individualprophylaxe. Ganz eindeutig konnte mit regionalen und nationalen epidemiologischen Studien gezeigt werden, dass die großen Erfolge belegt durch den deutlichen Kariesrückgang erst mit der Individualprophylaxe möglich wurden.

Durch die in der Dritten Deutschen Mundgesundheitsstudie (DMS III) des IDZ und in den regionalen Studien der Bayerischen Landesarbeitsgemeinschaft Zahngesundheit (LAGZ) erhobenen soziologischen Parameter wird aber auch klar, dass weder die Gruppen- noch die Individualprophylaxe allein in der Lage sind, diesen sehr positiven Erfolg zu erzielen. Nur durch ein Zusammenspiel beider Maßnahmenansätze, was eine grundlegende Änderung des Therapiekonzeptes der Zahnärzte voraussetzt, war dies möglich.

Bei Erwachsenen sind durch den Ausbau der Prophylaxe keine deutlichen Verbesserungen in so kurzer Zeit zu erwarten: Eine einmal eingetretene Karies und daraus folgende Versorgung lässt sich nicht wieder rückgängig machen. Allerdings zeigten auch hier die epidemiologischen Untersuchungen, dass die Karies und die Versorgung in Deutschland bei Erwachsenen sehr gut unter Kontrolle ist. Dies betrifft sogar die Wurzelkaries, die bei Senioren in vielen Ländern ein größeres Problem als in Deutschland darstellt.

Fortgeschrittene Parodontopathien, welche in Deutschland wie auch in anderen Industrienationen bei etwa 25% der Erwachsenen vorliegen, weisen jedoch noch auf ein Manko in unserer Versorgungslandschaft hin. Der Ersatz von Zähnen durch prothetische Maßnahmen ist bei weit fortgeschrittenen Pardontalerkrankungen das Mittel der Wahl. Bei frühzeitiger Diagnose der Parodontitis könnten allerdings mehr Zähne erhalten werden als dies heute der Fall ist. Der Rückgang der Zahnlosigkeit in Europa am Beispiel Schwedens oder auch Deutschlands belegt, dass die Entwicklung heute nicht mehr im Sinne der alten Vorstellung: „Karies bei Kindern, Kronen bei Erwachsenen und Prothesen bei Senioren" charakterisiert werden kann. Hier haben sich die Zahnärzte in ihrem Dienstleistungsangebot schon umgestellt, wenn auch immer noch Versorgungslücken z. B. in Bezug auf Parodontitis vorhanden sind. Leider ist der bei den Zahnärzten eingetretene Paradigmenwechsel in der staatlichen Gesundheitspolitik selbst noch nicht vollzogen worden. Sonst würden die Abrechnungsbedingungen anders aussehen und die alte, aus dem Jahr 1955 stammende Approbationsordnung, die dieses Schema immer noch tradiert, wäre sicher schon längst ersetzt worden.

4.3 Mundgesundheit in Deutschland – Ergebnisse aus der Dritten Deutschen Mundgesundheitsstudie (DMS III)

4.3.1 Mundgesundheit der Jugendlichen

In der DMS III konnten Verbesserungen der Mundgesundheit in Gesamtdeutschland (besonders stark in den alten Bundesländern) dokumentiert werden. Besonders bemerkenswert ist der sehr deutliche Kariesrückgang bei Jugendlichen (vgl. Abb. 4-1 und Abb. 4-2). Der DMFT-Index für die Ju-

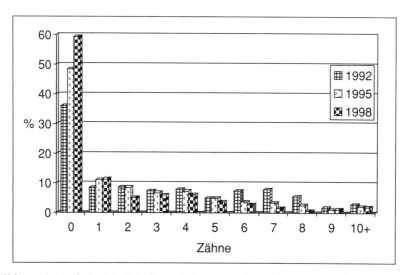

Abbildung 4-1: Karieshäufigkeit der Milchzähne bei 6-Jährigen (dft) (Quelle: Reich/LAGZ, 1998)

4.3 Mundgesundheit in Deutschland

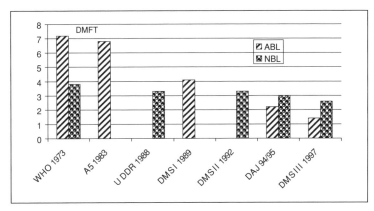

Abbildung 4-2: Kariesprävalenzen bei 12-Jährigen im Zeitvergleich
(Quelle: DMS III, 1997)

gendlichen liegt nach der vorliegenden bevölkerungsrepräsentativen Studie bei 1,7 DMFT. Damit ist der von der WHO propagierte Wert für Europa (Ziel: DMFT < 2) schon eindeutig unterschritten.

Da die ermittelten Werte für die therapiebedürftige Karies nur bei durchschnittlich 0,4 Zähnen liegen, kann eine erfreulich umfassende Therapie durch die Zahnärzte konstatiert werden. Und auch die Effektivität und Effizienz der Fissurenversiegelung als Teil des IP-Leistungspakets konnte in diesem Zusammenhang eindrucksvoll dokumentiert werden (vgl. Abb. 4-3).

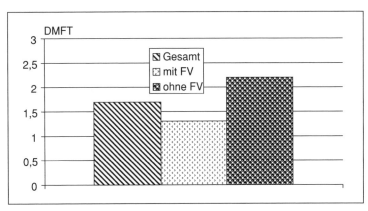

Abbildung 4-3: DMFT-Werte bei 12-Jährigen mit/ohne Fissurenversiegelung
(Quelle: DMS III, 1997)

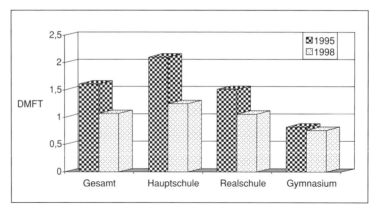

Abbildung 4-4: Karies (DMFT) bei 12-jährigen Kindern nach Schulen/
Soziale Einflüsse
(Quelle: Reich/LAGZ, 1998)

Trotz dieses Kariesrückgangs hat sich allerdings die Kariespolarisierung, wie an der Häufigkeitsverteilung abzulesen ist, nicht wesentlich verändert (vgl. Abb. 4-4). Obwohl auch die Jugendlichen mit hohem Kariesrisiko heute weniger Karies als noch vor wenigen Jahren haben, sollten speziell für diese Gruppen intensivere Prophylaxeprogramme durchgeführt werden.

4.3.2 Mundgesundheit der Erwachsenen und Senioren

Die Veränderungen bei den Erwachsenen sind weniger auffällig, da hier aufgrund des Charakters der untersuchten Krankheiten und der entsprechenden Messmethoden – wie DMFT-Index oder Attachmentstatus für Parodontalerkrankungen – einmal eingetretene Veränderungen nicht wieder reversibel sind. Insofern kann hier kein ausgeprägter Kariesrückgang dokumentiert werden, und die Prävalenz von Parodontalerkrankungen kann sich weniger schnell verändern als Therapiekonzepte, die durch die Gesundheitspolitik und administrative Abrechnungsvorschriften stark beeinflusst werden (vgl. Tab. 4-1 und Abb. 4-5). Dennoch ist auch bei Erwachsenen generell von einer Abflachung der Inzidenz der Karies und Parodontitis durch verbesserte Mundhygiene, präventive Maßnahmen in der Zahnarztpraxis und wirksame Mundhygienemittel auszugehen.

4.3 Mundgesundheit in Deutschland

Tabelle 4-1: Zahnkaries und Parodontopathien bei den 35- bis 44-jährigen Erwachsenen (DMS III)			
Zahnkaries	**Gesamt**	**Westdeutschland**	**Ostdeutschland**
Mittelwert DMF-T	16,1	16,1	16,0
Mittelwert M-T	3,9	3,6	4,9
Parodontopathien*	%	%	%
tiefe Taschen (> 6 mm)	14,1	9,5	31,3
* nach CPI-Index			© IDZ, 1999

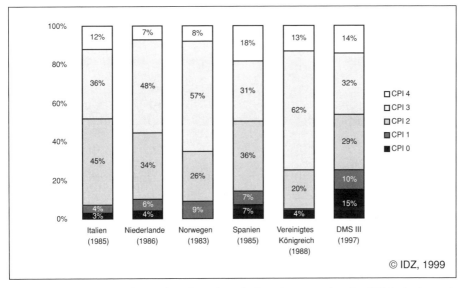

Abbildung 4-5: Prävalenz der Parodontalerkrankungen (nach CPI-Index) nach ausgewählten Ländern bei Erwachsenen (35–44 Jahre)

Bei den Senioren ist ein deutlicher Rückgang der Zahnlosigkeit feststellbar. Totalprothesen sind nur noch bei ungefähr einem Viertel der 65- bis 74-Jährigen vorhanden (vgl. Tab. 4-2). Die zahnprothetische Versorgung der Senioren hat in den letzten Jahren hinsichtlich Aufwand und Qualität zweifellos zugenommen. In der Zukunft werden auch zahnerhaltende Maßnahmen – von endodontischer Therapie über die aufwendige Füllungstherapie – und weiterführende prothetische Maßnahmen weiter zunehmen. Dabei ist aus sozialmedizinischer Perspektive aber darauf zu achten, dass gerostomatologische Betreuungsstrategien eigentlich schon im „Vorfeld" des Seniorenalters einsetzen müssen, da durch frühzeitige zahnerhaltende Maßnahmen letztendlich auch Umfang und zeitliche Abfolge des Zahnverlustes erheblich beeinflusst werden.

Tabelle 4-2: Orale Krankheitserfahrungen bei den 65- bis 74-jährigen Senioren (DMS III)			
Zahnkaries	Gesamt	Westdeutschland	Ostdeutschland
Mittelwert DMF-T	23,6	23,5	24,0
Mittelwert M-T	17,6	17,0	19,8
Parodontopathien*	%	%	%
tiefe Taschen (> 6 mm)	24,4	21,1	41,1
Zahnlosigkeit	%	%	%
völlig zahnlos	24,8	22,6	34,5
prothetischer Versorgungsstatus	%	%	%
Teilprothese OK	28,3	27,5	31,8
Teilprothese UK	36,2	36,2	36,2
totale Prothese OK	41,8	39,6	51,6
totale Prothese UK	26,2	23,6	37,0
totale Prothese OK + UK	24,0	21,6	34,0
* nach CPI-Index			© IDZ, 1999

4.4 Strukturwandel in der Zahnheilkunde

Der Paradigmenwechsel in der Zahnheilkunde von einer Reparaturmedizin oraler Erkrankungen zur Frühdiagnose und Prävention ist auf vielen Gebieten in Deutschland bereits erfolgreich durchgeführt worden. Heute ist der Mundgesundheitszustand der deutschen Kinder und Jugendlichen mit dem traditioneller Prophylaxenationen, wie z. B. Schweiz und Schweden, vergleichbar, was auch für die Erwachsenen und Senioren bezüglich der Kariesverbreitung und Zahnlosigkeit gilt. Für die Erwachsenen und die Senioren ist aktuell in Deutschland ein ausgeprägter Bedarf für präventive und parodontologische Maßnahmen zu konstatieren. Es müssen therapeutische und präventive Maßnahmen in der Praxis eingesetzt werden, und es muss gleichermaßen eine Verstärkung des „oral health self care" durch zielgerichtete Informationen und Motivationen seitens der Zahnärzte sowie eine entsprechende Öffentlichkeitsarbeit erfolgen, um einen Großteil der Erwachsenen psychologisch zu einer Verhaltensänderung zu motivieren. Hier ist weitere Aufklärung wichtig, sind doch Parodontalbehandlungen nach heutigem aktuellen Kenntnisstand nicht nur für die Mundhöhle wichtig, sondern tragen auch zur Reduzierung lebensbedrohlicher Erkrankungen wie Herzinfarkt und Diabetes sowie zur Verringerung von Frühgeburten bei. Gerade diese letztgenannten Punkte bringen zweifellos die Zahnmedizin und die Medizin wieder stärker zusammen.

Zusammenfassend lässt sich feststellen, dass der aufgezeigte Strukturwandel möglich geworden ist durch einen ausgeprägten Rückgang der Karies, durch qualitative Verbesserungen der zahnärztlichen Therapie, durch einen Einstellungswandel in der niedergelassenen Zahnärzteschaft hin zu Prophylaxe und präventiven Betreuungskonzepten sowie eine geänderte Einstellung zu und Nachfrage nach zahnärztlich präventiven und restaurativen Maßnahmen durch die Bevölkerung. Aufgenommen und verstärkt wurden diese Ansätze von der Gesundheitspolitik, die durch verschiedene Gesetze und die Maßnahmen im Rahmen der gesetzlichen Krankenversicherung (beispielsweise: IP-Leistungen in der GKV) umgesetzt wurden. Hinzu kamen seit Beginn der 90er-Jahre eine starke Ausweitung der Gruppenprophylaxe in Kindergärten und Grundschulen sowie die sozialmedizinischen Auswirkungen der Individualprophylaxe.

Das verstärkte Interesse der Patienten an der Erhaltung eigener Zähne bis in das hohe Alter motiviert die Zahnärzte zu aufwendigen zahnerhaltenden Maßnahmen und parodontalen Behandlungen. Möglich wird eine lebenslange Zahnerhaltung aber erst durch eine therapiebegleitende Prävention im Sinne eines abgestimmten Zusammenspiels von Maßnahmen der Primärprävention (Vorsorge), der Sekundärprävention (Früherkennung) und der Tertiärprävention (Vermeidung von Krankheitsverschlimmerung).

4.5 Rahmenbedingungen für die künftigen Herausforderungen an die zahnärztliche Versorgung

Von großer Bedeutung für die Bewältigung der vorhandenen, aktuellen Aufgabenstellungen, wie sie aus den Grundergebnissen der DMS III abgeleitet werden können, wird allerdings auch sein, dass der berufstätige Zahnarzt Rahmenbedingungen erhält, die es ihm ermöglichen, seine Patienten in der Praxis wirklich nach zahnärztlichen Erfordernissen betreuen zu können. Hier ist in erster Linie die Politik gefordert, durch geeignete gesetzliche Grundlagen gesundheits- und sozialpolitischer Art diese Handlungsspielräume zu sichern bzw. auszubauen. Die betriebswirtschaftlichen Voraussetzungen müssen gegeben sein, um dem Zahnarzt eine im obigen Sinne ausgeweitete Präventions- und Betreuungstätigkeit im Rahmen seiner Praxisführung zu ermöglichen. Naturgemäß kann die Wissenschaft keine Abrechnungsbedingungen definieren, aber sie kann Veränderungen des Erkrankungspanoramas und der Prävalenz der Erkrankungen dokumentieren, die Leistungen und Ergebnisse der zahnärztlichen Therapie nachweisen und damit Grundlagen für die Politik liefern. Volkswirtschaftlich muss überprüft werden, wie viel Gesundheit durch Gruppen- und Individualprophylaxe sowie zahnmedizinische Therapie möglich und bezahlbar ist. Betriebswirtschaftlich muss aber auch deutlich gemacht werden, dass zahnärztliche Leistungen eine entsprechende Vergütung erfordern.

Systemveränderungen sollten heute auch in der Gesundheitspolitik auf möglichst gut gesicherten Erkenntnissen begründet, also evidenz-basiert sein. Die Interpretation dieser Fakten setzt methodische Präzision und statistisch exakte Auswertung der vorhandenen Daten voraus. Dies ist im IDZ in beispielhafter Weise sowohl für die Gesundheitsberichterstattung (GBE) als auch für die Versorgungsforschung geschehen. Die vorliegenden Ergebnisse der IDZ-Forschung sind für die Gesundheitspolitik in Deutschland außerordentlich wichtig und konnten außerdem die Erfolge der zahnärztlichen Versorgung unserer Bevölkerung auch im Ausland dokumentieren.

5 Optionen der Gesundheitssystemsteuerung aus gesundheitsökonomischer Perspektive

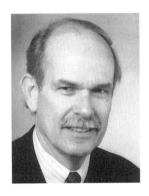

Eberhard Wille

5.1 Vorbemerkung

Es ist mir eine Freude und eine Ehre, im Rahmen dieser Festveranstaltung sprechen zu dürfen. Obwohl der wissenschaftliche Diskurs vom Wettbewerb der Ideen lebt, goutiere ich es doch, ab und zu auf Veranstaltungen zu sprechen, die anschließend keine Diskussion vorsehen, so dass Sie mir zumindest nicht unmittelbar widersprechen können.

Wir haben ja schon gehört, dass die Gesundheitsökonomie ein interdisziplinäres Arbeitsfeld darstellt, aber ich will nicht unvorsichtig in fachfremden Gebieten wildern, schon gar nicht jetzt in dem der Zahnmedizin vor einem so erlauchten Publikum. Ich begrenze mich deshalb auf den gesundheitsökonomischen Rahmen, in dem Sie tätig sind, und beabsichtige, Sie in der nächsten halben Stunde mit folgenden Aspekten zu konfrontieren:

Ich gebe zunächst einen ganz kurzen Überblick über die Gesundheitsausgaben, komme dann zu einem virulenten aktuellen Problem der Gesundheitspolitik in Deutschland, nämlich der Wachstumsschwäche der Einnahmen der gesetzlichen Krankenversicherung (GKV) und ihrer gegenläufigen Ausgabendynamik. Es gibt derzeit zuweilen einen Streit, was das größere Problem darstellt, die schwach wachsenden Einnahmen oder die Ausgabendynamik. Ich werde in dieser Frage eine mittlere Position einnehmen und in diesem Kontext globale Handlungsmöglichkeiten bei drohenden Budgetdefiziten darstellen.

Einen Aspekt, der vielen Zahnärzten am Herzen liegt, bildet die Unterscheidung in Grund- und Wahlleistungen. Ich habe mir erlaubt, noch eine dritte Kategorie einzuschieben, die Satzungsleistungen bzw. kollektiven Wahlleistungen. Sodann thematisiere ich mit der Beitragsgestaltung ein Element der

GKV, das aus meiner Sicht besonders einer Reform bedarf. Schließlich und das klang ja auch schon bei Herrn Kollegen Tiemann an, können wir heute kaum noch sinnvolle Aussagen zu Gesundheitsreformen machen, wenn wir sie nicht wenigstens teilweise vor dem Hintergrund der europäischen Integration beleuchten.

Da ich hier vor kundigen Teilnehmern spreche, werde ich manche Statistik sehr grob abhandeln, zumal es mir dabei häufig nur auf einen Aspekt ankommt.

5.2 Die Gesundheitsausgaben im Überblick

Wie Abbildung 5-1 ausweist, gaben wir in Deutschland im Jahre 1997 für die Gesundheitsversorgung insgesamt 516,6 Milliarden DM aus, d.h. über 14% des Sozialproduktes.

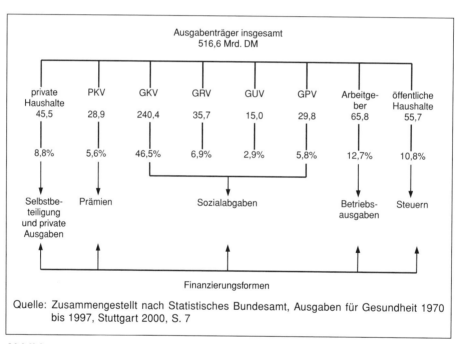

Abbildung 5-1: Ausgaben für Gesundheit nach Ausgabenträgern und Finanzierungsformen im Jahre 1997 (Gesamtdeutschland)

Allerdings floss ein Teil dieser Gelder nicht unmittelbar in die Gesundheitsversorgung, sondern ersetzte als Krankheitsfolgeleistungen vorwiegend den ausfallenden Arbeitslohn von erkrankten Menschen. Die internationale Statistik rechnet diese Transferzahlungen nicht zu den Gesundheitsausgaben. Ohne diese Transfers beträgt die so genannte Gesundheitsquote un-

5.2 Die Gesundheitsausgaben im Überblick

gefähr 11% und liegt damit nahe bei dem Wert von 10,7%, den die OECD in ihrem internationalen Vergleich ausweist.

Ich konzentriere mich von nun an auf die gesetzliche Krankenversicherung, da die gesundheitspolitischen Probleme, mit denen Sie sich konfrontiert sehen, in erster Linie in der gesetzlichen Krankenversicherung wurzeln. Genauer betrachtet handelt es sich um Finanzierungsprobleme der gesetzlichen Krankenversicherung. Wenn Bürger bzw. Versicherte mehr oder andere Tarife bei der privaten Krankenversicherung abschließen, interessiert dies die Politik relativ wenig. Dabei vereint die gesetzliche Krankenversicherung nur 46,5% der gesamten Gesundheitsausgaben auf sich, bezogen auf die Behandlungsausgaben allerdings etwa 60%. Trotzdem sprechen wir immer von Gesundheitsreformen statt präziser von Reformen zur finanziellen Stabilisierung der gesetzlichen Krankenversicherung.

Im Rahmen der gesetzlichen Krankenversicherung ist es üblich, die einzelnen Behandlungsausgaben, die etwa 80% ausmachen, auf die Leistungsausgaben zu beziehen. Die Leistungsausgaben entsprechen im Wesentlichen den Gesamtausgaben der gesetzlichen Krankenversicherung minus den Verwaltungsausgaben. Die zahnärztliche Versorgung machte, wie Tabelle 5-1 zeigt, im Spitzenjahr 1980 – Behandlung durch Zahnärzte 6,4%, Zahnersatz 8,6% – zusammen 15 Prozentpunkte aus; 1999 dagegen nur noch 6,2% und 2,7%, d.h. knapp 9 Prozentpunkte. Der Anteil der Aufwendungen für zahnärztliche Versorgung an den Leistungsausgaben der ge-

Tabelle 5-1: Ausgabenanteile (Prozent) in der GKV nach Behandlungsarten (alte Bundesländer)												
Jahr Behandlungsart	1970	1975	1980	1985	1988	1989	1990	1991	1995[1]	1997	1998	1999[2]
Behandlung durch Ärzte[3]	22,9	19,4	17,9	18,1	16,9	18,4	18,2	17,6	17,2	17,8	17,8	17,8
Behandlung durch Zahnärzte[3]	7,2	7,1	6,4	6,1	6,0	6,2	6,1	6,0	5,9	6,3	6,4	6,2
Stationäre Behandlung[3]	25,2	30,6	29,6	32,2	31,8	33,1	33,2	32,4	35,0	35,6	36,0	35,2
Arzneimittel[3]	17,7	15,3	14,3	15,3	16,0	16,4	16,3	16,2	13,2	13,4	13,9	14,7
Heil- und Hilfsmittel[3]	2,8	4,4	5,7	6,0	6,9	6,4	6,5	6,4	7,2	7,4	7,6	7,5
Zahnersatz[3]	3,5	7,2	8,6	7,1	7,5	3,9	3,6	3,7	3,3	3,6	2,5	2,7

[1] Ab 1995 einschließlich Berlin-Ost
[2] Vorläufige Ergebnisse nach der Vierteljahresstatistik des Bundesministeriums für Gesundheit
[3] Jeweilige Ausgaben in Prozent der gesamten Ausgaben für Leistungen

Quelle: Zusammengestellt und errechnet aus: Der Bundesminister für Arbeit und Sozialordnung, 1970 bis 1989 sowie Bundesministerium für Gesundheit 2000a u. 2000

setzlichen Krankenversicherung sank somit stark ab. Dieser relative Rückgang hängt nicht damit zusammen, dass der Behandlungsbedarf im Bereich der zahnprothetischen Versorgung drastisch abgenommen hätte, er resultiert vielmehr aus Eingriffen des Gesetzgebers. Der Gesetzgeber hat seit Mitte der 70er-Jahre immer wieder in den Leistungskatalog eingegriffen und dabei standen die zahnmedizinische Versorgung, insbesondere der Zahnersatz, an erster, die Arzneimittel an zweiter Stelle. Die Verschiebung der Struktur der Behandlungsausgaben bildete keine Folge eines endogenen Entwicklungsprozesses, ausgelöst durch gesundheitspolitische oder medizinische Determinanten, sondern spiegelt in erheblichem Maße die Effekte von gesundheitspolitischen Eingriffen wider.

Im Rahmen der Ausgabenbetrachtung bietet es sich im Sinne eines internationalen Benchmarking an, einmal einen Blick darauf zu werfen, wie viel andere Länder für Gesundheit ausgeben. Wie Tabelle 5-2 belegt, gebührt

Tabelle 5-2: Die Entwicklung von Pro-Kopf-Gesundheitsausgaben im internationalen Vergleich[1]

Jahr Land	1960	1970	1980	1990	1991	1995	1996	1997
Australien	94	207	663	1320	1403	1778	1874	1909
Belgien	53	130	578	1247	1381	1698	1725	1768
Dänemark	67	216	832	1424	1486	1855	1973	2042
Deutschland	90	224	824	1602	1600	2178	2288	2364
Finnland	54	163	510	1292	1412	1414	1486	1525
Frankreich	72	206	701	1539	1656	1984	2005	2047
Griechenland	21	100	345	702	772	1054	1113	1196
Großbritannien	74	144	444	964	1013	1281	1396	1415
Irland	35	98	455	759	856	1246	1189	1293
Island	50	137	577	1374	1453	1826	1918	1981
Italien	49	154	579	1321	1449	1534	1615	1613
Japan	26	131	524	1082	1165	1637	1713	1760
Kanada	109	262	716	1695	1833	2106	2109	2171
Luxemburg		147	605	1495	1575	2120	2147	2303
Neuseeland	90	174	458	937	1015	1244	1267	1357
Niederlande	67	202	679	1326	1417	1777	1832	1933
Norwegen	46	131	632	1365	1513	1860	2010	2017
Österreich	64	159	663	1205	1270	1675	1773	1905
Portugal		43	260	614	731	1046	1086	1148
Schweden	89	270	850	1492	1458	1623	1701	1762
Schweiz	87	252	801	1760	1958	2464	2549	2667
Spanien	14	82	325	815	900	1063	1122	1183
Türkei		23	75	171	185	188	227	259
USA	149	357	1086	2798	3035	3776	3926	4095
Durchschnitt	67	167	591	1262	1356	1684	1752	1821

[1] Angegeben in Dollar – Kaufkraftparitäten

Quelle: Zusammengestellt und berechnet nach OECD Health-Data 99, Paris 1999

5.2 Die Gesundheitsausgaben im Überblick

Deutschland auf der Grundlage von Gesundheitsausgaben in Dollar – Kaufkraftparitäten pro Kopf im OECD-Vergleich die Bronzemedaille. An der Spitze liegt mit weitem Abstand Amerika, an der zweiten Stelle folgt die Schweiz und an der dritten Stelle rangiert Deutschland.

Die Betrachtung der so genannten Gesundheitsquote, d.h. der Relation zwischen den gesamten nationalen Gesundheitsausgaben und dem Brutto-

Tabelle 5-3: Die Entwicklung von Gesundheitsquoten im internationalen Vergleich[1]

Jahr Land	1960	1970	1980	1990	1991	1995	1996	1997
Australien	4,9	5,7	7,3	8,2	8,5	8,4	8,6	8,4
Belgien	3,4	4,1	6,5	7,5	7,9	7,9	7,8	7,6
Dänemark	3,6	5,9	9,3	8,3	8,2	8,1	8,1	8,0
Deutschland	4,8	6,3	8,8	8,7	9,4	10,4	10,8	10,7
Finnland	3,9	5,7	6,5	8,0	9,1	7,7	7,8	7,4
Frankreich	4,2	5,8	7,6	8,9	9,1	9,8	9,8	9,6
Griechenland	3,1	5,7	6,6	7,6	7,9	8,4	8,4	8,6
Großbritannien	3,9	4,5	5,6	6,1	6,5	7,1	7,1	6,9
Irland	3,8	5,3	8,7	6,7	7,0	7,0	6,4	6,3
Island	3,3	5,0	6,2	7,9	8,1	8,2	8,2	7,9
Italien	3,6	5,2	7,0	8,1	8,4	7,7	7,8	7,6
Japan	3,0	4,6	6,5	6,1	6,1	7,2	7,1	7,2
Kanada	5,4	7,0	7,2	9,2	9,9	9,4	9,3	9,2
Luxemburg		3,7	6,2	6,6	6,5	6,7	6,8	7,0
Neuseeland	4,3	5,2	6,0	7,0	7,5	7,3	7,3	7,6
Niederlande	3,8	5,9	7,9	8,3	8,6	8,8	8,7	8,5
Norwegen	2,9	4,5	7,0	7,8	8,1	8,0	7,8	7,5
Österreich	4,3	5,3	7,7	7,2	7,2	8,0	8,0	8,3
Portugal		2,8	5,8	6,4	7,0	7,8	7,9	7,9
Schweden	4,7	7,1	9,4	8,8	8,7	8,5	8,6	8,6
Schweiz	3,1	4,9	6,9	8,3	8,9	9,6	10,1	10,3
Spanien	1,5	3,7	5,6	6,9	7,0	7,3	7,4	7,4
Türkei		2,4	3,3	3,6	3,8	3,3	3,8	4,0
USA	5,2	7,3	9,1	12,6	13,4	14,1	14,1	13,9
Durchschnitt (24)	3,8	5,2	7,0	7,7	8,0	8,2	8,2	8,2
Mexiko				3,6	4,2	4,9	4,6	4,7
Korea		2,3	3,7	5,2	5,0	5,4	5,9	6,0
Polen				4,4	5,1	4,5	4,9	5,2
Tschechische Rep.			3,8	5,4	5,3	7,5	7,2	7,2
Ungarn				6,1	6,6	7,0	6,6	6,5
Durchschnitt (29)	3,8	5,0	6,8	7,2	7,6	7,8	7,8	7,8

[1] Die gesamten Gesundheitsausgaben des jeweiligen Landes in v.H. des entsprechenden Bruttoinlandsprodukts

Quelle: Zusammengestellt und berechnet nach OECD Health-Data 99, Paris 1999

inlandsprodukt (vgl. Tab. 5-3) liefert in vieler Hinsicht interessantere Einblicke als der Vergleich von Pro-Kopf-Ausgaben. Die Tatsache, dass Amerika pro Kopf mehr Gesundheitsausgaben tätigt als die Türkei oder Portugal erscheint trivial, nicht aber, dass Amerika aus seinem Sozialprodukt auch überproportional viele Ressourcen ins Gesundheitswesen fließen lässt. Im Hinblick auf den Indikator Gesundheitsquote rückt Deutschland sogar noch vor die Schweiz auf den zweiten Platz vor. Beim Wachstum der Gesundheitsquoten zwischen 1960 und 1997 liegt Deutschland allerdings leicht unter dem Durchschnitt vergleichbarer Länder (vgl. Tab. 5-4). In Deutschland geht der hohe Anteil der Gesundheitsausgaben am Bruttoinlandsprodukt somit schon auf die Ausgangsbasis, d. h. das Jahr 1960, zurück.

Tabelle 5-4: Das Wachstum von Gesundheitsquoten im internationalen Vergleich[1]

Jahr Land	1960	1970	1980	1990	1991	1995	1996	1997
Australien	100,0	116,3	149,0	167,3	173,5	171,4	175,5	171,4
Belgien	100,0	120,6	191,2	220,6	232,4	232,4	229,4	223,5
Dänemark	100,0	163,9	258,3	230,6	227,8	225,0	225,0	222,2
Deutschland	100,0	131,3	183,3	181,3	195,8	216,7	225,0	222,9
Finnland	100,0	146,2	166,7	205,1	233,3	197,4	200,0	189,7
Frankreich	100,0	138,1	181,0	211,9	216,7	233,3	233,3	228,6
Griechenland	100,0	183,9	212,9	245,2	254,8	271,0	271,0	277,4
Großbritannien	100,0	115,4	143,6	156,4	166,7	182,1	182,1	176,9
Irland	100,0	139,5	228,9	176,3	184,2	184,2	168,4	165,8
Island	100,0	151,5	187,9	239,4	245,5	248,5	248,5	239,4
Italien	100,0	144,4	194,4	225,0	233,3	213,9	216,7	211,1
Japan	100,0	153,3	216,7	203,3	203,3	240,0	236,7	240,0
Kanada	100,0	129,6	133,3	170,4	183,3	174,1	172,2	170,4
Luxemburg[2]		100,0	167,6	178,4	175,7	181,1	183,8	189,2
Neuseeland	100,0	120,9	139,5	162,8	174,4	169,8	169,8	176,7
Niederlande	100,0	155,3	207,9	218,4	226,3	231,6	228,9	223,7
Norwegen	100,0	155,2	241,4	269,0	279,3	275,9	269,0	258,6
Österreich	100,0	123,3	179,1	167,4	167,4	186,0	186,0	193,0
Portugal[2]		100,0	207,1	228,6	250,0	278,6	282,1	282,1
Schweden	100,0	151,1	200,0	187,2	185,1	180,9	183,0	183,0
Schweiz	100,0	158,1	222,6	267,7	287,1	309,7	325,8	332,3
Spanien	100,0	246,7	373,3	460,0	466,7	486,7	493,3	493,3
Türkei[2]		100,0	137,5	150,0	158,3	137,5	158,3	166,7
USA	100,0	140,4	175,0	242,3	257,7	271,2	271,2	267,3
Durchschnitt[3]		146,9	199,3	219,4	228,3	233,4	233,8	231,8

[1] Die Gesundheitsausgaben des jeweiligen Landes in v. H. des entsprechenden Bruttoinlandsprodukts
[2] Basisjahr der Berechnung ist das Jahr 1970
[3] Der Durchschnitt berechnet sich nur aus den Werten zum Basisjahr 1960

Quelle: Zusammengestellt und berechnet nach OECD Health-Data 99, Paris 1999

5.3 Die GKV zwischen Wachstumsschwäche der Einnahmen und Ausgabendynamik

Wie bereits angedeutet sehen sich Bemühungen um eine finanzielle Stabilisierung der GKV mit dem Ziele einer dauerhaften Beitragssatzstabilität derzeit nicht nur mit der Ausgabendynamik, sondern auch und teilweise sogar primär mit einer Wachstumsschwäche der Finanzierungsbasis konfrontiert. Der nur mäßige Anstieg der beitragspflichtigen Einnahmen vermag nicht einmal mit einer moderaten Ausgabenentwicklung Schritt zu halten. Die Wachstumsschwäche der Einnahmenbasis veranschaulicht Abbildung 5-2. Danach blieb das Verhältnis zwischen den GKV-Leistungsausgaben und dem Bruttoinlandsprodukt (BIP) von 1975 bis 1998 nahezu konstant, während die GKV-Leistungsausgaben bezogen auf die beitragspflichtigen Einnahmen in diesem Zeitraum um 2 Prozentpunkte, d.h. um ca. 14%, zunahmen. Das Wachstum der Einnahmenbasis fiel zwischen 1975 und 1998 offensichtlich deutlich schwächer aus als die Steigerung des BIP. Setzt sich dieser Trend künftig fort, steht die GKV vor folgendem Dilemma: Entweder orientieren sich ihre Ausgaben am Wachstum des BIP, dann steigen zwangsläufig die Beitragssätze. Stabile Beitragssätze setzen andererseits voraus, dass die GKV-Ausgaben schwächer zunehmen als das BIP. Die erste Alternative führt offensichtlich bei den Arbeitgebern zu einer Erhöhung der Lohnnebenkosten und bei den Arbeitnehmern zu einer Verminderung ihres verfügbaren Einkommens. Die zweite Alternative engt vor allem bei einer wenig prosperierenden Wirtschaftsentwicklung, die schon mit einem bescheidenen Wachstum des realen BIP einhergeht, den Finanzierungsspielraum der GKV stark ein. Dieser dürfte dann ohne neue Reformmaßnahmen kaum aus-

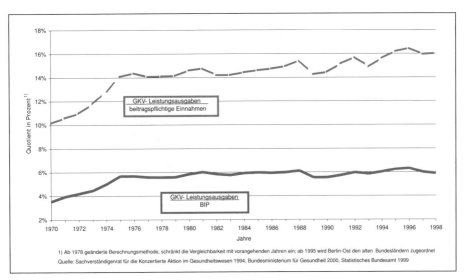

Abbildung 5-2: Verhältnis von GKV-Leistungsausgaben zu BIP und beitragspflichtigen Einnahmen von 1970 bis 1998[1]

reichen, um künftig die zentralen ausgabenseitigen Herausforderungen, wie z. B. den medizinischen Fortschritt und den demographischen Wandel, finanziell zu bewältigen.

Die aus Abbildung 5-2 ersichtliche Konstanz des Verhältnisses zwischen den GKV-Leistungsausgaben und dem BIP zwischen 1975 und 1998 stellte sich nicht automatisch im Zuge einer endogenen Entwicklung ein, sondern bildet das Resultat zahlreicher diskretionärer staatlicher Eingriffe. Mit Hilfe von so genannten Kostendämpfungsmaßnahmen bzw. Gesundheitsreformen gelang es – wenn auch jeweils nur für eine kurze Frist –, die Wachstumsrate der GKV-Ausgaben unter die Steigerungsrate der beitragspflichtigen Einnahmen zu drücken und so die Beitragssätze zeitweilig zu stabilisieren. Abbildung 5-3 veranschaulicht diesen Sachverhalt und deutet zugleich auf die zentralen diskretionären staatlichen Eingriffe hin:
– das Krankenversicherungs-Kostendämpfungsgesetz vom 27.06.1977,
– das Kostendämpfungs-Ergänzungsgesetz vom 22.12.1981,
– das Gesundheitsreformgesetz vom 20.12.1988 und
– das Gesundheitsstrukturgesetz vom 21.12.1992.

Diese und weitere so genannte Kostendämpfungsmaßnahmen trugen wesentlich dazu bei, für einen Zeitraum von über 20 Jahren die Wachstumsrate der GKV-Leistungsausgaben auf dem Niveau der Steigerungsrate des BIP zu halten bzw. zu stabilisieren. Infolge der Wachstumsschwäche der Einnahmenbasis reichte dieses vergleichsweise moderate Ausgabenwachstum aber nicht aus, um in diesem Zeitraum auch stabile Beitragssätze zu verwirklichen. Angesichts des skizzierten Entwicklungstrends steht zu be-

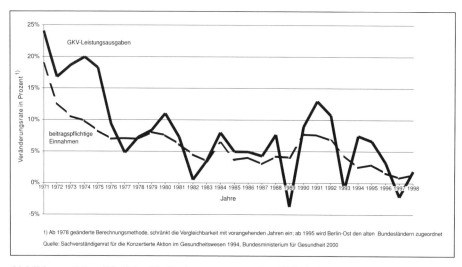

Abbildung 5-3: Jährliche Veränderungsraten der GKV-Leistungsausgaben und der beitragspflichtigen Einnahmen (alte Bundesländer)

fürchten, dass die Wachstumsschwäche der GKV-Einnahmenbasis nicht nur kurzfristiger Natur ist, sondern strukturell bedingt zumindest auf mittlere Frist anhält. Die Globalisierung der Wirtschaft und die Öffnung der osteuropäischen Staaten, die über relativ wenig Kapital aber reichlich Arbeitskräfte verfügen, haben die Knappheitsverhältnisse zwischen den Produktionsfaktoren Arbeit und Kapital nachhaltig zuungunsten der Arbeitskraft verschoben. Die daraus resultierenden Preis- bzw. Lohn- und Mengenwirkungen beeinträchtigen umlagefinanzierte Versicherungssysteme, die sich primär auf die Arbeitsentgelte stützen, weitaus stärker als kapitalgedeckte Versicherungen. Die Politik trug mit einigen Verlagerungen von Defiziten zwischen den einzelnen Teilsystemen der sozialen Sicherung, d.h. so genannten Verschiebebahnhöfen, die fast immer fiskalisch zu Lasten der GKV gingen, selbst nicht unwesentlich zu dieser Erosion der Einnahmenseite bei. Für die schwache Finanzierungsgrundlage zeichnen daneben folgende Faktoren verantwortlich, die auch künftig noch auf die Haushaltslage der GKV einwirken:

- Beitragsausfälle durch anhaltend hohe strukturelle Arbeitslosigkeit,
- schwaches Wachstum der Arbeitsentgelte, auch durch veränderte Arbeitsverhältnisse,
- steigender Anteil der Rentner an der Versichertenzahl,
- vorgezogene Verrentungen und längere Lebens- und Verrentungszeit und künftig zu erwartende geringe Steigerung der Renten sowie
- Wechsel von Versicherten in Krankenkassen mit hohen Beitragssätzen zu solchen mit niedrigen Beitragssätzen bei gleichbleibendem Behandlungsbedarf.

5.4 Globale Handlungsmöglichkeiten bei drohenden Budgetdefiziten

Vor dem Hintergrund der Ausgabendynamik und der inzwischen wohl strukturellen Wachstumsschwäche der Einnahmenbasis droht in der GKV bei gegebenen Systemstrukturen, d.h. u.a. beim jetzigen Leistungskatalog und bei der geltenden Beitragsgestaltung, schon bald, zumindest aber mittelfristig, eine Finanzierungslücke. Die Einnahmenentwicklung, die sich im Wesentlichen auf Arbeitsentgelte und Rentenzahlungen stützt, vermag mit dem u.a. durch den medizinischen Fortschritt und die sich abzeichnende demographische Entwicklung induzierten Ausgabenwachstum nicht mehr Schritt zu halten. Diese Feststellung gilt auch für die Variante einer moderaten Veranschlagung jener Ausgabeneffekte, die aus diesen beiden Einflussgrößen erwachsen. Bei künftigen Budgetdefiziten existieren grundsätzlich folgende globale Finanzierungsmöglichkeiten:

- Beitragssatzerhöhungen,
- Ausweitung der Selbstbeteiligung der Patienten,
- Eingrenzung des Leistungskataloges,

- Implizite Verschärfung von Rationierungen,
- Zusätzliche Mittelaufbringung durch Änderung der Beitragsgestaltung sowie
- Verlagerung der Finanzierung von krankenversicherungsfremden Leistungen auf andere Ausgabenträger, wie z. B.
  - Gebietskörperschaften (z. B. Leistungen bei Mutterschaft, Sterbegeld, beitragsfreie Mitversicherung von nicht erwerbstätigen Familienmitgliedern)
  - andere Teilsysteme der sozialen Sicherung (z. B. Subventionierung von Arbeitslosen) und
  - private Haushalte (z. B. umfassende Unfallversicherung bei gefahrengeneigten privaten Aktivitäten).

Bei der folgenden Diskussion globaler Finanzierungsmöglichkeiten bzw. Reformoptionen gehe ich in ordnungspolitischer Hinsicht davon aus, dass das Solidarprinzip gewahrt bleibt, d. h. es findet weiterhin eine ex ante-Umverteilung von gesunden zu kranken, von reichen zu armen, von ledigen zu kinderreichen und von jungen zu alten Versicherten statt. Es geht somit um Reformschritte im gegebenen System und nicht um dessen Ablösung durch eine risikoäquivalente prämienfinanzierte Krankenversicherung oder einen steuerfinanzierten nationalen Gesundheitsdienst.

Von diesen globalen Reformoptionen kommt der Ausschöpfung von Wirtschaftlichkeitsreserven in normativer Hinsicht allererste Priorität zu. Unter diesem Aspekt lässt sich die Forderung „Rationalisierung statt Rationierung" um den Grundsatz „Ausschöpfung von Wirtschaftlichkeitsreserven vor Inanspruchnahme neuer Finanzierungsquellen" ergänzen. Dabei deuten auch internationale Vergleiche, wie z. B. ein Benchmarking der gesundheitlichen Outcomes, die jüngste Studie der Weltgesundheitsorganisation zur Leistungsfähigkeit der nationalen Gesundheitssysteme und indikationsspezifische Studien, unbeschadet aller methodischen Unvollkommenheiten darauf hin, dass im deutschen Gesundheitswesen noch ein beachtliches Rationalisierungspotenzial existiert. Dieses Rationalisierungspotenzial fällt aber nicht bei Bedarf wie Manna vom Himmel, seine Realisierung setzt in vielen Fällen strukturelle Reformen voraus, die zumeist erst mit einer zeitlichen Verzögerung zu Ressourceneinsparungen und/oder Outcomeerhöhungen führen.

Die Effekte von Reformansätzen können auch deshalb hinter den Erwartungen zurückbleiben, weil die Beteiligten Einkommenseinbußen befürchten und zu Ausweich- bzw. Gegenreaktionen greifen. In diesem Kontext setzen auch die methodischen Probleme, bei dienstleistungsintensiven Tätigkeiten die Outputs bzw. die medizinischen Outcomes zu messen und verursachungsgerecht zuzurechnen, Planungsverfahren und kontrollorientierten Methoden gewisse Grenzen. Schließlich bewirken erfolgreiche Maßnahmen zur Verbesserung von Effizienz und Effektivität der Gesundheitsversorgung, die z. B. auf Maßnahmen zur Qualitätssicherung wie z. B. Leitlinien bzw.

Guidelines zurückgehen, nicht nur Ausgabensenkungen, sondern auch Outcomeerhöhungen. Letztere besitzen unter normativen Aspekten keineswegs einen geringeren Wert als Kosteneinsparungen, können aber in Form von Minderausgaben keinen Beitrag zur Finanzierung von Budgetdefiziten leisten.

Von den übrigen globalen Finanzierungsmöglichkeiten lassen sich für eine Verlagerung von krankenversicherungsfremden Leistungen auf andere, insbesondere öffentliche Ausgabenträger gute Argumente anführen. Dies gilt vornehmlich für die fiskalischen Effekte von früheren so genannten Verschiebebahnhöfen innerhalb der Teilsysteme der sozialen Sicherung, die zu Lasten der GKV erfolgten. Gleichwohl dürfte eine Verlagerung von Leistungen auf andere öffentliche Ausgabenträger auf absehbare Zeit an den finanziellen Engpässen der entsprechenden Haushalte scheitern. Sofern das Postulat der Beitragssatzstabilität gewahrt bleibt und eine implizite Verschärfung der Rationierungen unter normativen Aspekten ausscheidet, verbleiben als globale Finanzierungsmöglichkeiten nur eine explizite Einengung des Leistungskataloges, eine Erhöhung der Selbstbeteiligung oder eine Änderung der Beitragsgestaltung. Die letztere Option besitzt dabei den Vorzug, nicht primär die Patienten, sondern die Versicherten stärker zu belasten.

5.5 Grund-, Satzungs- und Wahlleistungen

Sofern sich die Lücke zwischen Ausgaben- und Einnahmenentwicklung in der GKV künftig drastisch zu vergrößern droht und/oder die politischen Entscheidungsträger Beitragssätze um die 12% anstreben, stehen als Reformalternativen neben einer Änderung der Beitragsgestaltung auch eine Erhöhung der Selbstbeteiligung und eine Eingrenzung des Leistungskataloges zur Diskussion. In diesem Kontext können zur Abgrenzung bzw. Definition von Wahlleistungen ökonomische und medizinische Kriterien dienen. Unter ökonomischen Aspekten handelt es sich dabei tendenziell um Leistungen,

- die vom finanziellen Umfang her Bagatellleistungen darstellen,
- die mit hoher Bedarfswahrscheinlichkeit bzw. guter Vorhersehbarkeit und Planbarkeit (z. B. Lesebrille, Zahnersatz) auftreten,
- die mit hoher Preiselastizität der Nachfrage (z. B. Kuren, Massagen, normaler Krankentransport) einhergehen,
- deren Inanspruchnahme eindeutig auf bewusstes risikoreiches Verhalten des Versicherten zurückgeht (Alternative: private Unfallversicherung) sowie
- die im Sinne einer objektiven Bedarfsermittlung eine ungünstige Nutzen-Kosten-Relation aufweisen.

Die folgenden medizinischen Kriterien für Wahlleistungen habe ich der Literatur entnommen und gebe sie hier ohne die Übernahme einer „fachspezifi schen Haftung" wieder. Nach medizinischen Kriterien bilden Wahlleistungen solche,

- die mit unsicherem medizinischen Nettonutzen bei Abwägung von Chancen und Risiken einhergehen,
- die keinen Einfluss auf die Lebenserwartung besitzen und die Lebensqualität nicht spürbar erhöhen,
- deren Wirkungen eine geringe Evidenzbasierung aufweisen (z. B. Alternativmedizin),
- die nicht zeitkritisch, sondern aufschiebbar sind,
- die sich auf triviale Erkrankungen beziehen, bei denen eine ärztliche Behandlung gegenüber dem üblichen Spontanverlauf, d. h. hier auch der Selbstbehandlung mit Over-the-counter-Präparaten, keinen gesicherten medizinischen Zusatznutzen erzeugt,
- die ohne die Funktionalität zu tangieren ausschließlich einer Verbesserung des ästhetischen Niveaus dienen (z. B. kosmetische Operationen, Formen des Zahnersatzes) sowie
- die ohne Vorliegen einer Krankheit den Lebensstil betreffen (z. B. Viagra) oder den natürlichen Alterungsprozess beeinflussen sollen.

Neben die Grund- und Wahlleistungen können als dritte Kategorie noch die kassenspezifischen Satzungsleistungen bzw. kollektiven Wahlleistungen treten. Wie Abbildung 5-4 synoptisch zusammenfasst, gehen diese optionalen Satzungsleistungen, da sie nicht alle Kassen anbieten, nicht in den Risikostrukturausgleich ein, werden aber von allen Versicherten einer Kasse solidarisch finanziert. Um den Anteil der Lohnnebenkosten zu stabilisieren, könnte der Arbeitgeberanteil hier ganz oder teilweise entfallen; dies erscheint allerdings vom Konzept der Satzungsleistungen her nicht zwingend geboten. Diese kollektiven Wahlleistungen besitzen den Vorzug, den Versicherten Alternativen zu bieten, die Grenze zwischen der gesetzlichen und der privaten Krankenversicherung nicht zu verschieben und wegen der weiterhin solidarischen Finanzierung keine Probleme mit dem europäischen Wettbewerbsrecht aufzuwerfen. Bei der Auswahl dieses Leistungssegmentes gilt es zu beachten, dass diese Satzungsleistungen den Kassen nicht primär zur Risikoselektion dienen und nicht zu einer für den Versicherten unübersichtlichen Tarifvielfalt führen. Die Patienten erhielten jedoch ein präferenzgerechteres Angebot, wenn sie z. B. zwischen einem Leistungspaket, das weniger auf Zahnersatz, sondern stärker auf alternative Heilverfahren setzt, und einem solchen, das statt der alternativen Medizin einen großzügigeren Zahnersatz vorsieht, wählen können.

5.5 Grund-, Satzungs- und Wahlleistungen

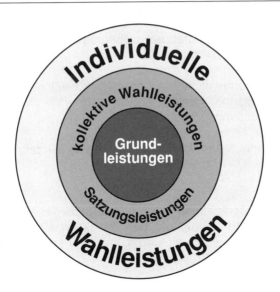

Grundleistungen:
- verbindlich für alle Kassen
- geht in den Risikostrukturausgleich ein
- solidarisch finanziert mit Arbeitgeberanteil
- im Prinzip Sachleistungen

Kollektive Wahlleistungen:
- optionale Satzungsleistungen für die Kassen
- geht nicht in den Risikostrukturausgleich ein
- solidarisch finanziert, aber u. U. teilweise ohne Arbeitgeberanteil
- optional Sachleistung oder Kostenerstattung

Rahmenbedingungen bei Zuzahlungen:
- keine Zuzahlungen bei Leistungen mit medizinischer Priorität
- Kinder ausgenommen
- Härtefallregelung für niedrige Einkommen
- Überforderungsklausel

Individuelle Wahlleistungen:
- keine solidarische Beitrags-, sondern risikoäquivalente Prämienfinanzierung
- Anbieter: private Krankenversicherungen, u. U. auch private Versicherungen und gesetzliche Kassen gemeinsam
- Leistungen müssen ärztlich empfehlenswert oder je nach Intensität des Patientenwunsches zumindest ärztlich vertretbar sein
- Kostenerstattungsprinzip

Abbildung 5-4: Zur Finanzierung von Grund- und Wahlleistungen

5.6 Ansatzpunkte einer Änderung der Beitragsgestaltung

Vor dem Hintergrund der geltenden Beitragsgestaltung können konkrete Reformoptionen grundsätzlich an

- der GKV-Versicherungspflicht bzw. dem Pflichtversichertenkreis,
- der Beitragsbemessungsgrenze,
- der Beitragsbemessungsgrundlage,
- der beitragsfreien Mitversicherung und/oder
- der aufkommensneutralen Änderung der Beitragssatzanteile

ansetzen.

Die geltende Beitragsgestaltung steht in mehrfacher Hinsicht in offensichtlichem Konflikt mit den Intentionen des Solidarprinzips. Diese Verletzungen der Beitragsgerechtigkeit resultieren vor allem aus folgenden Finanzierungselementen und ihren Kombinationen:

- einer willkürlichen Pflichtversicherungs- und Beitragsbemessungsgrenze,
- der Einengung der Beitragsbemessungsgrundlage bei Pflichtversicherten auf die Arbeitsentgelte sowie
- der beitragsfreien Mitversicherung der nicht-berufstätigen Ehefrau unabhängig vom Arbeitsentgelt des berufstätigen Ehemanns.

Die Einengung der Beitragsbemessungsgrundlage auf die Arbeitsentgelte führt u. a. dazu, dass ein Pflichtversicherter mit einem Arbeitsentgelt als Einkommen in Höhe von monatlich 6000,– DM einen um 50% höheren Beitrag zahlt als ein Versicherter, der im Monat neben einem Arbeitsentgelt von 4000,– DM noch über weitere Einkünfte in derselben Höhe, d. h. über insgesamt 8000,– DM, verfügt. Im Sinne der Beitragsgerechtigkeit treten ähnliche Verwerfungen auf, wenn ein Ehepaar, bei dem beide berufstätigen Partner Arbeitsentgelte in Höhe der Beitragsbemessungsgrenze von derzeit monatlich 6450,– DM (Stand: Oktober 2000) beziehen, doppelt so hohe Beiträge entrichtet, wie ein Ehepaar mit einem Haushaltseinkommen von ebenfalls 12 900,– DM im Monat, bei dem die nicht-berufstätige Ehefrau weder Kinder erzieht noch Pflegedienste leistet. Der horizontalen Beitragsgerechtigkeit läuft ebenfalls zuwider, dass die geltende Regelung infolge der Beitragsbemessungsgrenze ein Ehepaar, bei dem beide Partner monatlich 6000,– DM verdienen, stärker belastet als ein Ehepaar mit entsprechenden Entgelten von 9000,– DM und 3000,– DM. Schließlich diskriminiert das geltende System vor dem Hintergrund der gestiegenen Lebenserwartung sowie der absehbaren demographischen Entwicklung in intertemporaler Hinsicht die künftige erwerbstätige und beitragspflichtige Generation.

Zunächst lassen sich die Pflichtversicherungs- und die Beitragsbemessungsgrenze, die beide bei 75% des jeweiligen Niveaus der Beitragsbemessungsgrenze in der gesetzlichen Rentenversicherung liegen, nicht funk-

5.6 Ansatzpunkte einer Änderung der Beitragsgestaltung

tional begründen. Die Pflichtversicherungsgrenze z. B., die zugleich das potenzielle Marktsegment der privaten Krankenversicherung absteckt, erscheint im Sinne des Solidarprinzips zu niedrig und unter Subsidiaritätsaspekten zu hoch. Da es außer in den Niederlanden eine Pflichtversicherungsgrenze in den anderen beitragsfinanzierten europäischen Systemen nicht gibt, überrascht es nicht, dass die geltende Pflichtversicherungs- und Beitragsbemessungsgrenze von Zeit zu Zeit einen Ansatzpunkt von Reformdiskussionen bildet. Meine folgenden Reformvorschläge konzentrieren sich jedoch auf die noch offensichtlicheren Verletzungen der Beitragsgerechtigkeit im Rahmen der Beitragsbemessungsgrundlage und der beitragsfreien Mitversicherung.

Bei gegebener Pflichtversicherungs- und Beitragsbemessungsgrenze bieten sich vor allem folgende Varianten einer Erweiterung der Beitragsbemessungsgrundlage an:

- In der erweiterten Fassung unterliegen alle Einkünfte des Versicherten nach dem Bruttoprinzip der Beitragsbemessung.
- Da der Arbeitgeber bei den Arbeitsentgelten 50% der Beiträge finanziert, könnten die übrigen Einkunftsarten auch mit jeweils 50% in die Bemessungsgrundlage eingehen.
- Ein Freibetrag oder eine Freigrenze bei den Kapitaleinkünften würde Kleinsparer schonen und die Beitragserhebung erleichtern.

Die Beitragsbemessung des nicht-berufstätigen Ehepartners, der keine Kinder erzieht und keine Pflegedienste leistet, könnte u. a. auf folgende Weise erfolgen:

- Beitragszahlung in Höhe von 50% des Beitrages des zugehörigen Mitglieds,
- Splitting des gemeinsamen Arbeitsentgeltes mit nachfolgender Anwendung des hälftigen Beitragssatzes auf beide Entgeltteile,
- Entrichtung eines (Mindest-)Beitrages entsprechend einem Arbeitsentgelt in Höhe der unteren Versicherungspflichtgrenze sowie
- Option, für eine der drei vorgenannten Varianten zu votieren.

Im Unterschied zur Beitragszahlung in Höhe von 50% und zur Entrichtung eines Mindestbeitrages führt das Splittingverfahren nur dann zu einer zusätzlichen Beitragsbelastung des jeweiligen Familienhaushaltes, wenn das Arbeitsentgelt des Mitglieds über der Beitragsbemessungsgrenze liegt. Andererseits belastet das Splittingverfahren im Vergleich zur geltenden Regelung auch zwei berufstätige Ehepartner stärker, sofern das Arbeitsentgelt des einen die Beitragsbemessungsgrenze unter- und das des Partners diese überschreitet. Ein Optionsrecht für eine der drei Varianten verursacht die geringste Beitragssatzsenkung, besitzt aber möglicherweise hinsichtlich seiner politischen Implementation Vorzüge.

5.7 Die GKV vor dem Hintergrund der europäischen Integration

Unabhängig von faktischen Konvergenzprozessen fällt auch im Zuge der europäischen Integration die jeweilige Ausgestaltung der nationalen Gesundheitssysteme im Sinne des Subsidiaritätsprinzips in die Kompetenz der einzelnen Länder. Nach Artikel 152 Abs. 5 des EG-Vertrages (EGV) bleibt „die Verantwortung der Mitgliedstaaten für die Organisation des Gesundheitswesens und die medizinische Versorgung in vollem Umfange gewahrt". Diese Autonomie, die nationalen Gesundheitssysteme weiterhin unterschiedlich, z. B. im Hinblick auf Steuer- oder Beitragsfinanzierung, auszugestalten, beinhaltet aber nicht das Recht, die nationalen Gesundheitsmärkte gegen ausländische Anbieter beliebig abzuschotten. Das Subsidiaritätsprinzip schützt die nationalen Gesundheitssysteme, nicht aber die entsprechenden Güter- und Dienstleistungsmärkte.

Die Urteile des Europäischen Gerichtshofes (EuGH) in den Rechtsstreitigkeiten Kohll und Decker machten deutlich, dass die nationalen Gesundheitssysteme, trotz der ausdrücklichen Kompetenz der Mitgliedstaaten für deren Ausgestaltung, keinen europarechtsfreien Raum darstellen. In den Urteilen entschied der Gerichtshof, dass eine nationale Regelung, welche die Kostenerstattung für bestimmte im Ausland in Anspruch genommene Leistungen an eine vorherige Genehmigung knüpft, die Waren- und Dienstleistungsfreiheit verletzt. Das Diskriminierungsverbot gegenüber Angehörigen anderer Mitgliedstaaten besitzt somit auch im Bereich des Gesundheitswesens grundsätzlich Gültigkeit. Ausnahmen bilden nur

- Handelsbeschränkungen „zum Schutze der Gesundheit und des Lebens von Menschen" (Artikel 30 EGV),
- „eine erhebliche Gefährdung des finanziellen Gleichgewichts des Systems der sozialen Sicherheit" (Urteil Decker, Nr. 39) sowie
- Maßnahmen der Mitgliedstaaten, „soweit die Erhaltung eines bestimmten Umfangs der medizinischen und pflegerischen Versorgung oder eines bestimmten Niveaus der Heilkunde im Inland für die Gesundheit oder selbst das Überleben ihrer Bevölkerung erforderlich ist" (Urteil Kohll, Nr. 51).

Eine erhebliche Gefährdung des finanziellen Gleichgewichts liegt, wie der EuGH feststellte, in den betrachteten Fällen durch eine Begrenzung der Erstattung auf maximal die im Inland geltenden Tarife nicht vor. Der EuGH widersprach in seinen Urteilen auch einer Ablehnung der Kostenerstattung aus Gründen des Gesundheitsschutzes. Da die Bedingungen des Zugangs zu geregelten Berufen und ihrer Ausübung zahlreichen Harmonisierungsrichtlinien unterliegen, müssen ausländische Leistungserbringer als ebenso qualifiziert gelten wie im Inland tätige.

Neben Chancen für Patienten, Krankenkassen und hochqualifizierte Leistungsanbieter dürfte die Liberalisierung der Gesundheitsmärkte im Rahmen

5.7 Die GKV vor dem Hintergrund der europäischen Integration

der europäischen Integration auch einige Anpassungsschwierigkeiten für das deutsche Gesundheitswesen mit sich bringen:

- Das Sachleistungsprinzip muss zumindest als Option durch eine Kostenerstattung ergänzt werden.
- Bedarfsplanung und vor allem Mengenbegrenzungen lassen sich kaum noch bzw. nur mit einem höheren Planungsaufwand durchführen. Die Kassen(zahn)ärztlichen Vereinigungen können das Volumen der veranlassten Leistungen nicht mehr in toto steuern.
- Ein Vergütungssystem mit floatenden Punktwerten eignet sich kaum für die Honorierung ausländischer Anbieter.
- Eine Qualitätskontrolle durch deutsche Instanzen entfällt im Ausland, d. h. sie müsste europaweit erfolgen.
- Im europäischen Wettbewerb benötigen die deutschen Leistungserbringer ähnliche Instrumente wie ihre Konkurrenten, u. a. auf dem Gebiet der Werbung.

Die Liberalisierung der Gesundheitsmärkte erfordert im Bereich der Grund- und Satzungsleistungen allerdings nicht die generelle Aufgabe des Sachleistungsprinzips. Es reicht aus, wenn Patienten, die Leistungen im Ausland in Anspruch nehmen wollen, die Möglichkeit erhalten, eine Kostenerstattung zu wählen. Eine grenzüberschreitende, EU-weite Vertragserlaubnis würde es zudem ermöglichen, Leistungserbringer, vor allem in grenznahen Gebieten, in Kollektivverträge einzubinden. Auf diese Weise wäre eine grenzüberschreitende Abrechnung der Leistungen mit Hilfe des Sachleistungsprinzips möglich, wie sie bereits in den Euregios in der deutsch-belgisch-niederländischen Grenzregion im Rahmen von Pilotprojekten stattfindet. Es ist zu erwarten, dass diese Regelung die Zahl der Kostenerstattungsfälle eher gering halten würde. Für die Vergütung der in Anspruch genommenen Leistungen im Rahmen der Kostenerstattung könnten die Krankenkassen entsprechende Rücklagen bilden.

Da das deutsche Gesundheitswesen insgesamt gesehen immer noch einen guten Ruf genießt und die GKV den größten Teil notwendiger Leistungen abdeckt, scheint eine Abwanderung von Patienten in großem Ausmaß in den nächsten Jahren nicht wahrscheinlich. Die Liberalisierung der europäischen Gesundheitsmärkte könnte vielmehr dazu dienen, Nachfrage aus anderen europäischen Mitgliedsstaaten zu attrahieren und so die Folgen der Integration als Chance, insbesondere im Bereich von inländischen Überkapazitäten, zu nutzen. Eine abwehrende Reaktion auf die europäischen Integrationswirkungen, die das nationale Gesundheitswesen betreffen, stellt in einem zusammenwachsenden Europa nicht die adäquate bzw. zukunftsweisende Reaktion dar. Statt etwaige Integrationseffekte zu beklagen, gilt es, das deutsche Gesundheitswesen „europatauglich" zu gestalten.

6 Grundfragen zahnärztlicher Freiberuflichkeit

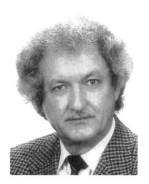

Peter J. Tettinger

6.1 Vorbemerkung

Gewiss mit zu den wichtigsten personenbezogenen Entscheidungselementen des mündigen Bürgers in einer freiheitlichen Rechtsordnung zählt die – in § 76 SGB V für die gesetzlich Krankenversicherten besonders herausgestellte – freie Arztwahl, welche hierzulande aus der Perspektive des Grundgesetzes darum auch eine Ausprägung der grundrechtlich abgesicherten allgemeinen Handlungsfreiheit (Art. 2 Abs. 1 GG) darstellt und für das einzelne Individuum im Bewusstsein der Bedeutung kräftiger und strahlender Zähne für Gesundheit, Lebensfreude und Schönheit gekennzeichnet ist von dem Vertrauen zu einer im Wettbewerb stehenden, qualifiziert ausgebildeten und freiberuflich agierenden Persönlichkeit, deren individuelle Leistungskraft, Kunstfertigkeit und Zuwendung wie kaum sonst über beruflichen Erfolg entscheidet. „Ich gehe meilenweit für..." ist nicht nur eine phantasievolle Wortschöpfung für ein Tabakprodukt, sondern bei der Zahnarztwahl in Deutschland verbreitet Realität. Ich selbst etwa fahre von Köln zum Niederrhein nach Mönchengladbach, um mich dort zahnärztlich behandeln zu lassen, was nichts gegen die Kölner Jünger der Zahnmedizin besagt, sondern vielmehr Ausdruck eines ganz persönlichen, gewachsenen und auf einen langen Zeithorizont ausgerichteten Vertrauensverhältnisses ist.

Vor diesem Hintergrund kann es nicht verwundern, wenn letztens zu lesen war: „Deutsche haben mehr Angst vor der Gesundheitsreform als vor dem Bohrer."[1] Rund 40% der im Rahmen einer von der Kassenzahnärztlichen Bundesvereinigung (KZBV) initiierten Emnid-Umfrage hatten ihrer Befürchtung Ausdruck gegeben, dass aufgrund einer Ausgabenobergrenze aufwendigere und oftmals bessere Behandlungen von ihrem Zahnarzt nicht mehr

---

[1] der freie beruf 8/9–2000, S. 28.

durchgeführt würden; jeder sechste Bundesbürger war sogar von der Sorge getrieben, dass das Budget bei seinem Zahnarztbesuch bereits erschöpft sei. Inwieweit solche Ängste infolge konkreter, bereits verabschiedeter oder drohender Gesetzgebungsakte, welche Zahnärzte im Interesse der Versichertengemeinschaft zu sparsamem und wirtschaftlichem Verhalten sowie zu konkreten Einsparungen zwingen, ihre reale Berechtigung haben, bedarf eingehender sozialrechtlicher und ökonomischer Analysen. Dies ist nicht mein Metier. Hier kann es nur darum gehen, den Akzent auf die allseits anerkannte und rechtlich verankerte Freiberuflichkeit zu legen, sich über die diesbezüglichen normativen Vorgaben zu vergewissern und Konsequenz anzumahnen, damit aber einen wichtigen Aspekt im Rahmen der politischen Tagesdiskussionen um Reformen des Gesundheitssystems für allfällige Abwägungsentscheidungen bei zunehmend deutlich dominierenden planwirtschaftlichen Elementen – vom Praxissitz über Leistungsbudgetierung zur Altersbegrenzung – vor einer ordnungspolitisch bedenklichen, aber auch Verfassungsvorgaben nicht genügenden Geringschätzung zu bewahren.

6.2 Der Zahnarzt als ein Freier Beruf

Der Beruf des Zahnarztes ist hierzulande im Gesetz über die Ausübung der Zahnheilkunde (ZHG) i.d.F. der Bekanntmachung vom 16.4.1987 (BGBl. I S. 1225) und in einer ergänzenden Approbationsordnung für Zahnärzte[2] sowie im Übrigen durch Landesrecht geregelt. Als Ausübung der Zahnheilkunde, zu der ausdrücklich vermerkt wird, dass sie kein Gewerbe ist (§ 1 Abs. 4 ZHG), gilt die berufsmäßige auf zahnärztlich-wissenschaftliche Erkenntnisse gegründete Feststellung und Behandlung von Zahn-, Mund- und Kieferkrankheiten (§ 1 Abs. 3 ZHG). Wer die Zahnheilkunde im Geltungsbereich dieses Gesetzes dauernd ausüben will, bedarf der Approbation genannten Bestallung als Zahnarzt (§ 1 Abs. 1 S. 1 ZHG). Zu den persönlichen Voraussetzungen für diese Approbation gehört ein durch Prüfung abgeschlossenes mindestens fünfjähriges Studium an einer wissenschaftlichen Hochschule. Struktur und Spektrum der Entgelte für zahnärztliche Leistungen werden im Verordnungswege näher geregelt. Nimmt der Zahnarzt als Vertragsarzt an der kassenzahnärztlichen Versorgung teil, so finden sich hierfür Detailregelungen in §§ 72 ff. SGB V und in einer speziellen Zulassungsverordnung für Vertragszahnärzte (Zahnärzte-ZV).[3] Diese knappen Bemerkungen sollen zur Skizzierung eines gesetzlich strukturierten Berufsbildes genügen, um freiberufliche Grunddaten zu dokumentieren[4], weitere Einzelheiten würden ein kundiges Publikum ohnedies nur langweilen.

---

[2] VO i.d.F. vom 17.12.1986 (BGBl. I S. 2524).
[3] VO vom 28.5.1957 (BGBl. I S. 582), zuletzt geändert durch Art. 16 des Gesetzes vom 22.12.1999 (BGBl. I S. 2626).
[4] Deutlich insoweit etwa BGHZ 124, 224 (227 f.).

6.2 Der Zahnarzt als ein Freier Beruf

Für denjenigen, der sich mit dem breiten Spektrum der freiberuflichen Aktionsfelder von Berufs wegen näher befasst, ist jedoch die auf einer JURIS-Recherche basierende Feststellung erstaunlich, dass sich speziell zum Rechtsrahmen der beruflichen Position des Zahnarztes in jüngerer Zeit kaum mehr grundsätzlich angelegte literarische Stellungnahmen registrieren lassen. Eine lebhaftere Diskussion fand insoweit zuletzt in den 80er-Jahren statt:

- Susanne Tiemann befasste sich 1983 mit der ärztlichen Freiberuflichkeit im Spannungsfeld sozialversicherungsrechtlicher Regelungen.[5]
- Horst Sebastian, der damalige Präsident der Bundeszahnärztekammer, äußerte sich 1986 dezidiert zur Zukunft des Zahnarztberufes.[6]
- Heinrich Reiter, der seinerzeitige Präsident des Bundessozialgerichts, beleuchtete 1990 die Stellung der Ärzte und Zahnärzte im europäischen Binnenmarkt und in einem vereinigten Deutschland.[7]

In der Folgezeit befasste man sich im zahnärztlichen Bereich durchweg nur mit punktuelleren Fragestellungen, die sich aus den jeweils nur mühsam überschaubaren Gesundheitsreformschritten[8] ergaben, so etwa mit den Konturen der Position des Vertragsarztes[9] oder – noch spezieller – Details von Bedarfsplan und Überversorgung.[10]

Warum dieser Quell der Inspiration für das Berufsrecht des Zahnarztes weniger sprudelte, was also den Grund für den nachlassenden Impetus des einschlägigen wissenschaftlichen Schrifttums bildete, sieht man von übergreifenden handbuchartigen Kompilationen zum Arztrecht ab[11], hat sich mir nicht erschlossen. Dieser Befund kontrastiert jedenfalls deutlich zu einer Literaturflut in anderen Sektoren freiberuflicher Tätigkeit, übrigens auch in anderen Teilbereichen der Heilberufe.

Im Folgenden sollen nun vor diesem Hintergrund zunächst einige allgemeinere Aussagen zu der dem Zahnarzt geltenden Charakterisierung als Freier Beruf sowie aus Anlass aktueller Judikatur einige Hinweise zu interessie-

---

[5] ZSR 1983, 184 ff. und 230 ff.
[6] ZM 1986, 1663 ff.
[7] ZfSH/SGB 1991, 1 ff.
[8] Siehe zuletzt zum GKV-Gesundheitsreformgesetz O. E. Krasney, NJW 2000, 2697 ff.
[9] Vgl. etwa B. Schulin, VSSR 1994, 357 ff.; H. Sodan, Freie Berufe als Leistungsträger im Recht der gesetzlichen Krankenversicherung, 1997; M. Stockhausen, Amtliche Berufsfreiheit und Kostendämpfung, 1992; R. Wimmer, NJW 1995, 1577 ff.; A. M. Jacobs, Die Entziehung der Zulassung als Vertragsarzt, 1994.
[10] Siehe insoweit etwa M. Schnath, Bedarfsplanung und Konkurrenzschutz im Kassenarztrecht, 1992; aber auch bereits H.-J. Papier, Zulassungsbeschränkungen für Ärzte aus verfassungsrechtlicher Sicht, 1985.
[11] Vgl. insoweit E. Deutsch, Medizinrecht, 4. Aufl. 1999, S. 28 f.; A. Laufs, in: Laufs/Uhlenbruck, Hdb. d. Arztrechts, 2. Aufl. 1999, S. 12 ff., 111 ff.; R. Ratzel/H.-D. Lippert, Komm. zur Musterberufsordnung der deutschen Ärzte (MBO), 2. Aufl. 1998.

renden freiberuflichen Fragen speziell der zahnärztlichen Praxis getroffen werden (Stichworte: Altersgrenze für Kassenzahnärzte, Führung der Praxis in privatrechtlicher Gesellschaftsform, berufsbezogene Werbung).

6.3 Zum Typus des Freien Berufes

Nahe liegend ist vor diesem Hintergrund aber zunächst einmal eine Besinnung auf die Spezifika der Freien Berufe, um so die Gemeinsamkeiten eines breiten Spektrums von Berufsfeldern zu beleuchten, die gängigerweise lediglich in Gestalt eines Antitopos zum Gewerbebegriff oder – wie im Steuerrecht – weniger kreativ als von punktuellen Verbandsinteressen gelenkt in Gestalt von Katalogisierungen konturiert wurden. So ist die Ausübung eines Freien Berufes nach herrschender Einschätzung keine gewerbliche Tätigkeit im Sinne der Gewerbeordnung, auch wenn dies einzelne Stimmen in der Literatur beklagen.[12]

Was nun den Terminus „Freier Beruf" angeht, den das Bundesverfassungsgericht einmal als soziologischen Begriff gekennzeichnet hat[13], so umspannt er ein weites Spektrum von durchweg jeweils speziell normativ konturierten Tätigkeiten, das, will man eine funktionale Gruppierung vornehmen,

- als erstes die Heilberufe (Art. 74 Abs. 1 Nr. 19 GG unterscheidet übrigens expressis verbis ärztliche und andere Heilberufe vom Heilgewerbe und beschränkt die Bundesgesetzgebung auf Zulassungsfragen[14], belässt die Regelungskompetenz im Übrigen den Ländern, worauf noch zurückzukommen sein wird),
- als zweites die rechts- und wirtschaftsberatenden Berufe,
- als drittes die Architekten, Ingenieure und naturwissenschaftlich geprägten Berufe, zu denen etwa auch die Lotsen zählen,
- sodann viertens pädagogische und geisteswissenschaftliche Berufe, darunter Unterrichtsberufe, Dolmetscher, Übersetzer und ähnliche,
- sowie schließlich fünftens künstlerische und publizistische Berufe (wie Designer, Musiker, Publizisten und bildende Künstler) umfasst.[15]

Ob spezielle Berufsgesetze existieren oder gar eine freiberufliche Selbstverwaltung in Gestalt von Kammern normativ eingerichtet wurde, ist dabei ein juristisch belangvoller Aspekt, aber für die Einordnung keineswegs ein do-

---

[12] So etwa M. Henssler, ZHR 161 (1997), S. 13 (24 f.).
[13] BVerfGE 10, 354 (364).
[14] Siehe zu dieser Kompetenznorm näher bereits P. Lerche, DVBl. 1981, 609 ff.; K. Stern/P. J. Tettinger, Normative Gestaltungsmöglichkeiten zur Verbesserung der Qualität der medizinischen Ausbildung, 1982, S. 42 ff.
[15] Ähnlich, allerdings die vierte und fünfte Gruppe unter der Chiffre „Kulturwissenschaftliche und sonstige Freiberufe" zusammenfassend, H. Herrmann, Recht der Kammern und Verbände Freier Berufe, 1996, S. 46.

6.3 Zum Typus des Freien Berufes

minanter, wie allein schon in Teilbereichen unterschiedliche landesrechtliche Inpflichtnahmen[16] und durchaus divergierende Bestrebungen einzelner freiberuflicher Berufsgruppen zeigen. Das BVerfG hat übrigens unlängst einer allein nach der Existenz berufsrechtlicher Regelungen differenzierenden Umsatzsteuerbefreiung in Ansehung der Tätigkeit des Heileurythmisten einen Vorstoß gegen den allgemeinen Gleichheitsgrundsatz (Art. 3 Abs. 1 GG) attestiert.[17]

Eine hinreichend präzise juristische Zuordnung erscheint mithin, soweit es sich nicht um klassische Berufsfelder wie den gesetzlich fixierten des Zahnarztes (vgl. § 1 Abs. 3 ZHG) handelt, im Detail durchaus als schwierig. Ein erster normativer Beschreibungsversuch, der durchaus mit diesbezüglichen Konturierungsvorstellungen des Bundesverbandes der Freien Berufe e. V. in Einklang steht[18], findet sich seit gut zwei Jahren und zwar in § 1 Abs. 2 Satz 1 des Partnerschaftsgesellschaftsgesetzes in der Fassung vom 22. 7. 1998, einer Formel, auf die sogleich noch einzugehen sein wird. Was die aktuelle Situation der Freien Berufe hierzulande allgemein betrifft, so sind vorab heute vor allem zwei politisch wie rechtlich relevante Feststellungen wichtig:

Erstens: Freiberufler sind eine wichtige Teilgruppe innerhalb des Mittelstandes resp., wie die einschlägige Umschreibung auf gemeinschaftsrechtlicher Ebene lautet, der kleinen und mittleren Unternehmen (KMU) und bilden insoweit geradezu ein Paradebeispiel für die allseits als für die Wirtschaftsentwicklung zielführend betrachtete „Kultur der Selbständigkeit".

Zweitens: Freiberufler üben spezialisierte, qualifizierte, durch persönlichen Einsatz geprägte gemeinwohlorientierte[19] Dienstleistungen aus. Dies war es denn auch, was der Bundesgesetzgeber durch aktuelle Ergänzung mittels Einfügung eines neuen Satzes 1 in § 1 Abs. 2 des Partnergesellschaftsgesetzes vom 22. 7. 1998 (BGBl. I S. 1878) wie folgt zu beschreiben unternommen hat:

„Die Freien Berufe haben im allgemeinen auf der Grundlage besonderer beruflicher Qualifikation oder schöpferischer Begabung die persönliche, eigenverantwortliche und fachlich unabhängige Erbringung von Dienstleistun-

---

[16] Dies gilt vor allem etwa für den Bereich der Ingenieurkammern. Siehe aus dem Reservoir der jüngsten „Verkammerungen" das Achte Gesetz zur Änderung des Berliner Kammergesetzes vom 5. 10. 1999 (GVBl. S. 537) mit der Gründung einer Kammer für Psychologische Psychotherapeuten und Kinder- und Jugendlichenpsychotherapeuten sowie das Fünfte Gesetz zur Änderung des brem. Heilberufsgesetzes v. 26. 10. 1999 (GBl. S. 263) mit der Schaffung einer Psychotherapeutenkammer.
[17] Beschluss vom 29. 10. 1999 – 2 BvR 1264/90 –. NJW 2000, 859 f.
[18] Vgl. die Positionsbestimmung in BRAK-Mitt. 1995, 157.
[19] Hieraus folgen besondere Schutzwirkungen zugunsten des betreffenden Berufs, aber auch eine gewisse „Sozialpflichtigkeit"; vgl. M. Groepper, GewArch. 2000, 366 (370).

gen höherer Art im Interesse der Auftraggeber und der Allgemeinheit zum Inhalt."[20]

Durch die vorsichtige Diktion „im Allgemeinen" ist bereits die gesetzgeberische Erwartung spezialgesetzlicher Abweichung indiziert. Mit der Bezugnahme auf eine Dienstleistung „höherer Art" soll augenscheinlich prinzipiell das Erfordernis einer höheren Bildung statuiert werden.[21] Soweit eine spezifische gesetzgeberische Zuordnung wie etwa in § 2 BRAO oder in § 1 Abs. 2 BÄO fehlt, bedarf es danach einer umfassenden Betrachtung des betreffenden Aktionsfeldes.

Mit Blick auf die für die Freien Berufe und ihre Kammerorganisationen thematisch interessanteste Verfassungsgarantie im Grundgesetz, mit Blick auf die in Art. 12 GG gewährleistete Berufsfreiheit, sind noch weitere Erwägungen angebracht. Als Erstes geht es dabei um das Verständnis des Berufsbegriffes als eines offenen Verfassungsbegriffs.[22] Das zentrale Tatbestandsmerkmal des Art. 12 Abs. 1 GG, der „Beruf", umfasst schließlich nicht lediglich gesellschaftlich oder rechtlich vorgeprägte Berufsbilder wie das des Zahnarztes, sondern ist als ein weit auszulegender, prinzipiell offener, dynamischer Begriff zu verstehen, umgreift daher auch eine Vielzahl aktuell als untypisch empfundener Tätigkeitsformen, so etwa das „Heilmagnetisieren" oder – wie unter Einbeziehung europäischer Entwicklungen im Dienstleistungssektor unlängst entschieden – die Patentgebührenüberwachung.[23] Erfasst sind dabei gleichermaßen selbstständig wie unselbstständig ausgeübte Tätigkeiten. Art. 12 Abs. 1 GG kommt so – wie schon im grundlegenden Apotheken-Urteil aus dem Jahre 1958[24] nicht ohne Pathos vermerkt – „Bedeutung für alle Schichten" zu. Freilich ist die Berufsfreiheit in der Rechtsprechungspraxis, wie in der Literatur denn auch zutreffend beobachtet wurde, zuvörderst ein Grundrecht des Mittelstandes geblieben.[25] Wenn aber die Verfassung einen offenen, dynamisch verstandenen Berufsbegriff enthält, so muss dies entgegen antiquiertem Standesdenken auch einen offenen, dynamischen Begriff des Freien Berufes implizieren. Aus diesem Blickwinkel heraus hat das Bundesverfassungsgericht sicher gut daran getan, gerade hier als „Liberalisierungsmotor" zu wirken[26], damit auch für die Freien Berufe eine liberalere Berufsfindung und eine freie Berufsausübung gesichert sind.

---

[20] Siehe dazu näher L. Michalski/V. Römermann, PartGG, Komm., 2. Aufl. 1999, § 1 Rdnr. 30 ff. – speziell zum österreichischen Recht zuletzt W. A. Nanuta, Das Recht der Freien Berufe, 1998.
[21] BVerwG, GewArch. 1976, 293 (294).
[22] Zum Folgenden näher P. J. Tettinger, in: Sachs (Hrsg.), GG, Komm., 2. Aufl. 1999, Art. 12 Rdnr. 27 ff.
[23] BVerfGE 97, 12 ff.
[24] BVerfGE 7, 377 (397).
[25] Siehe F. Ossenbühl, AöR 115 (1990), S. 1 (6 f.).
[26] So M. Henssler, JZ 1998, 1065.

6.3 Zum Typus des Freien Berufes

Der Begriff des Berufes, an den ja die Verfassungsgarantie des Art. 12 GG anknüpft, umfasst grundsätzlich auch solche in der privatrechtlichen Sphäre angesiedelten Tätigkeitsfelder, die zugleich gesetzlich näher strukturierte Gemeinwohlanforderungen zu erfüllen haben, die so genannten staatlich gebundenen Berufe. Hierunter versteht man in Orientierung an grundlegenden Darlegungen von Heinrich Triepel[27] zur Weimarer Reichsverfassung diejenigen Berufsgruppen, in deren Händen solche öffentlichen Aufgaben liegen, welche zwar auf privatwirtschaftlicher Basis wahrgenommen werden, für die allerdings besondere Gemeinwohlbindungen normiert sind, ohne dass der Gesetzgeber sie aber dem eigenen Verwaltungsapparat vorbehalten hätte. Ihnen wird damit funktional, da sie in ihren durch persönliche Dienstleistungen geprägten Aktionsfeldern mannigfachen öffentlichen Auflagen ausgesetzt sind, gewissermaßen eine Mittelstellung zwischen dem Typus des völlig staatsfreien privaten Berufes und den vollständig in die Staatsorganisation einbezogenen Berufen zugeordnet. In der Judikatur wurden dementsprechend Notare, Bezirksschornsteinfegermeister, Betreuer bei der Landwirtschaftsförderung, Prüfingenieure für Baustatik[28] und Öffentlich bestellte Vermessungsingenieure[29] als staatlich gebundene Berufe qualifiziert.[30] Vertragsärzte und Vertragszahnärzte dürften gleichfalls hierzu zu zählen sein, wie sowohl Betrachtungen zur durch den Stellenwert des Gemeinschaftsgutes „Gesundheit der Bevölkerung"[31] und das Sozialstaatsprinzip (Art. 20 Abs. 1 GG) induzierten normativen Bindungsintensität als auch in der wissenschaftlichen Diskussion kursierende Begriffe („Dreiviertelbeamter", Kassenarzt-„Amt") durchaus nahelegen.[32] Gleichwohl bleibt Art. 12 Abs. 1 GG auch hier der zentrale Prüfungsmaßstab, worüber heutzutage Einigkeit bestehen dürfte. Schon das klassische Kassenarztsystem baute schließlich ganz bewusst auf dem Verständnis der Ausübung des Arztberufs als einem Freien Beruf auf[33], für den heutigen Vertragsarzt gilt nichts anderes.

Aus dem breiten Spektrum der aus Art. 12 Abs. 1 GG ableitbaren Gewährleistungen sei darum das zwar gesetzlich gerade hier aus den genannten bedeutsamen Gemeinwohlgründen im Rahmen der Zumutbarkeit be-

---

[27] Vgl. seinen Beitrag zu Staatsdienst und staatlich gebundenem Beruf in der Festschrift für Karl Binding, 1911, Bd. 2, S. 1 ff.
[28] Vgl. BVerfGE 64, 72 (82 f).
[29] BVerfGE 73, 301 (316); BVerwG, GewArch 1995, 195 (196); VGH Bd.Wtt. NVwZ 1987, 431 (433); dazu kritisch H. Sodan, in: H. Herrmann/J. Backhaus, Staatlich gebundene Freiberufe im Wandel, 1998, S. 41 (51 ff.).
[30] Dazu im Überblick P. J. Tettinger, in: Sachs (Hrsg.), Grundgesetz, Komm., 2. Aufl. 1999, Rdnr. 39 ff.
[31] Dazu etwa zuletzt BVerfGE 78, 179 (192); BVerfG, DVBl. 2000, 978.
[32] Vgl. insoweit etwa H. Bogs, in: Festschrift für W. Thieme, 1993, S. 715 (716 ff.). Kritisch zuletzt wieder H. Sodan, Gesundheitsrecht, in: Achterberg/Püttner/Würtenberger (Hrsg.), Besonderes Verwaltungsrecht, 2. Aufl., Bd. II, 2000, S. 788 ff.
[33] So A. Laufs, in: Laufs/Uhlenbruck, aaO, S. 14 unter Bezugnahme auf das Kassenarzt-Urteil aus dem Jahre 1960, BVerfGE 11, 30 (39 f.).

schränkbare, gleichwohl im praktischen Ansatz hoch bedeutsame Element der Berufsausübung kurz in den Blick genommen.

Diese Freiheit der Berufsausübung gewährleistet im Ansatz dabei die Gesamtheit der mit der Berufstätigkeit, ihrem Ort, ihren Inhalten, ihrem Umfang, ihrer Dauer, ihrer äußeren Erscheinungsform, ihren Verfahrensweisen und ihren Instrumenten zusammenhängenden Modalitäten der beruflichen Tätigkeit und umgreift so eine Reihe von Einzelfreiheiten wie

- die berufliche Organisationsfreiheit, namentlich in Gestalt der privatautonomen Rechtsformenwahl und der Freiheit gemeinsamer Berufsausübung – gerade bei den Freien Berufen von nachhaltigem Interesse –,
- die berufliche Dispositionsfreiheit, im medizinischen Bereich mit der zentralen Komponente der Therapiefreiheit[34], und einschließlich der Investitionsfreiheit, der freien Vertrags- und Preisgestaltung – ein Merkposten namentlich für die Ausgestaltung staatlicher Honorarordnungen –,
- die Wettbewerbsfreiheit und die Freiheit der beruflichen Außendarstellung einschließlich der Werbung, damit insgesamt die Werbefreiheit,
- die Führung des eigenen Namens einschließlich erworbener akademischer Grade und zutreffender Berufsbezeichnungen sowie schließlich
- die wirtschaftliche Verwertung der beruflich erbrachten Leistung.

Eine solche Benennung von Teilfreiheiten soll hier freilich allein Ansätze zur Konturierung des mit gutem Grund auch für die Freien Berufe breit dimensionierten Schutzbereiches des Grundrechts verdeutlichen, ohne aber etwa den Schutzumfang der Gewährleistung auf solche Teilaspekte zu verengen.

Diese verfassungsrechtliche Gewährleistung der Berufsfreiheit in Art. 12 Abs. 1 GG, deren zentrale Elemente, der Berufsbegriff und die Dimension der Berufsausübungsfreiheit, bereits in den Blick genommen worden sind, enthält so zunächst ein für das Arbeits- und Wirtschaftsleben zentrales Freiheitsrecht, das dem Einzelnen die Freiheit der Entfaltung seiner Persönlichkeit zur materiellen Sicherung seiner individuellen Lebensgestaltung ermöglicht und damit gerade als Basis für die freiberuflich Tätigen von nachhaltiger Bedeutung ist. Für die Wirtschafts- und Gesellschaftsordnung bildet Art. 12 GG zugleich eine materielle verfassungsrechtliche Grund- bzw. Wertentscheidung, eine wertentscheidende Grundsatznorm, welche in erster Linie die Gestaltungsfreiheit des einfachen Gesetzgebers bei der Ordnung des Wirtschaftslebens in nicht zu unterschätzender Weise dirigiert und hier zum einen Begrenzungen enthält, zum anderen aber auch positive Schutzpflichten impliziert. Bestimmte Anforderungen an die Art und das Maß des dem Grunde nach gebotenen Schutzes lassen sich der Berufsfreiheit aber nicht entnehmen. Unbeschadet dessen besteht jedoch Klarheit darüber, dass auch ohne explizite Garantie der Wettbewerbsordnung im

---

[34] Dazu näher A. Laufs, in: Laufs/Uhlenbruck, aaO, S. 16f.

Sinne einer prinzipiellen makroökonomischen Institutionalisierung im Kranz der wirtschaftlich relevanten Grundrechte namentlich Art. 12 GG durch Freiheitsschutz für individuelle Berufswahl und Berufsausübung funktionstypische Elemente einer marktorientierten und wettbewerblich organisierten Wirtschaftsordnung vermittelt. Freiheit der Berufsausübung heißt eben in der Tat notwendig zugleich Wettbewerb.[35] Daher kann es nicht überraschen, dass der Erste Senat des Bundesverfassungsgerichts in den letzten Jahren – wie bereits betont – genau diese Gewährleistung im Bereich der verkammerten Freien Berufe dazu genutzt hat, als „Liberalisierungsmotor"[36] zu agieren.

Einige Streitpunkte zahnärztlicher Freiberuflichkeit seien im Folgenden anhand aktueller Judikatur exemplarisch angeleuchtet.

6.4 Neuere verfassungsgerichtliche Judikate zur zahnärztlichen Freiberuflichkeit

6.4.1 Altersbegrenzung für vertragszahnärztliche Versorgung

Nach gesicherter Rechtsprechung des Bundessozialgerichts ist der normative Ausschluss der über 55 Jahre alten Zahnärzte von einer Zulassung zur vertragszahnärztlichen Versorgung mit dem Grundgesetz und dem Europäischen Gemeinschaftsrecht vereinbar.[37] Der Sechste Senat des Bundessozialgerichts hat durch Urteil vom 18. 12. 1996 die Rechtmäßigkeit der Ablehnung der Zulassung zur vertragszahnärztlichen Versorgung bei einem 1924 geborenen Kläger britischer Staatsangehörigkeit, der lange Jahre als angestellter Zahnarzt überwiegend in Diensten der britischen Armee und sodann in einem Gesundheitsamt in Großbritannien beschäftigt war, nach Streichung seiner Stelle und Erlangung der deutschen Approbation als Zahnarzt wegen Überschreitens der Zulassungs-Altersgrenze von 55 Jahren in § 98 Abs. 2 Nr. 12 SGB V in Verbindung mit § 25 Satz 1 Zahnärzte-ZV bestätigt. Ein von einer Härtefallregelung begleiteter Ausschluss solcher älterer Bewerber von der Zulassung zur vertragszahnärztlichen Tätigkeit sei als eine von mehreren Maßnahmen zur Begrenzung der Zahl der Leistungserbringer mit dem Grundgesetz vereinbar. Die Einschätzung des Gesetzgebers, steigende Arztzahlen führten zu einer medizinisch nicht indizierten Leistungsmengenausweitung und damit letztlich zu einer Gefährdung der finanziellen Stabilität der gesetzlichen Krankenversicherung, sei nicht zu beanstanden. Die Verhältnisse im Bereich der ambulanten zahnärztlichen Versorgung unterschieden sich von der Situation im vertragsärzt-

---

[35] Siehe BVerfGE 87, 363 (388).
[36] So M. Henssler, JZ 1998, 1065; siehe auch R. Jaeger, Verfassungsrechtliche Anstöße für die Weiterentwicklung des Rechts der Freien Berufe, Steuerberatung 1997, 211 ff.
[37] So BSGE 80, 9 in Fortführung von BSGE 73, 223.

lichen Bereich auch nicht so wesentlich, dass hieran verfassungsrechtliche Zweifel ansetzen könnten. Der Gesetzgeber habe bei Ausübung seines Einschätzungs- und Prognosespielraums in nicht zu beanstandender Weise davon ausgehen können, dass im Zahnarztbereich ebenso wie im Bereich der ärztlichen Versorgung wachsende Ärztezahlen zu steigenden Leistungen und damit zu einem erhöhten Kostendruck auf die Krankenkassen führen könnten, so dass hinsichtlich der Regelungen zur Beschränkung der Zahl der zugelassenen Kassenzahnärzte eine Differenzierung nicht erforderlich gewesen sei. Im Lichte des Art. 12 GG stelle die Einführung einer Altersgrenze für die Zulassung sich als weniger gravierender Eingriff dar, der die Grenzen der Zumutbarkeit nicht überschreite, da in untypisch gelagerten Einzelfällen nicht hinnehmbare Beeinträchtigungen durch eine Härteregelung vermieden würden. Eine Anknüpfung an das Alter sei auch kein schlechthin unzulässiges Differenzierungskriterium, und zwar weder aus der Sicht deutschen Verfassungsrechts noch aus der Perspektive europäischen Gemeinschaftsrechts, wenngleich in letzterer Hinsicht darauf hinzuweisen ist, dass der EG(V) in seiner aktuellen Fassung in Art. 13 ausdrücklich geeignete Vorkehrungen verlangt, um Diskriminierungen aus einer Reihe von aufgelisteten Gründen zu bekämpfen, zu denen auch Gründe des Alters und der sexuellen Ausrichtung gehören. Hier dürfte insoweit noch ein gewisser Begründungsbedarf bestehen. Ansonsten aber sind die vom EuGH aufgestellten Voraussetzungen für zulässige nationale Schranken der Niederlassungsfreiheit[38] aus der Sicht des BSG erfüllt. Die Aufrechterhaltung eines funktionsfähigen sozialen Sicherungssystems zur Gewährung eines angemessenen sozialen Schutzes im Falle von Krankheit gilt auch unter europarechtlichem Blickwinkel als legitimes Allgemeininteresse von hohem Rang.

Das Bundesverfassungsgericht nahm schließlich durch Beschluss vom 31. 3. 1998 eine gegen die durch das Gesundheitsstrukturgesetz mit Wirkung vom 1. 1. 1999 eingeführte Altersgrenze von 68 Jahren für die Zulassung zur vertragsärztlichen Versorgung gerichtete Verfassungsbeschwerde nicht zur Entscheidung an.[39] Offen gelassen wurde dabei die allgemeine Frage, ob die Einbindung der Vertragsärzte in das öffentlich-rechtliche System der gesetzlichen Krankenversicherung, wie es vorhin mit dem Stichwort „staatlich gebundener Beruf" angesprochen worden ist, Sonderregelungen rechtfertigen könne. Die Altersgrenze als subjektive Zulassungsbeschränkung diene einem besonders wichtigen Gemeinschaftsgrund. Ob die Gesetzesbegründung, wonach mit den angegriffenen Regelungen zur Finanzierbarkeit der gesetzlichen Krankenversicherung eine für erforderlich gehaltene Beschränkung der Vertragsarztzahlen nicht nur zu Lasten der jüngeren Ärzte verwirklicht werden sollte, allein tragfähig sei, wurde offen gelassen, denn die angegriffenen Regelungen dienten, wie bei allen Altersgrenzen, die

---

[38] EuGH, Urteil v. 30. 11. 1995 – Gebhard –, Slg. 1995, I – 4186 (4197f.) = NJW 1996, 579.
[39] BVerfG, Beschluss der 2. Kammer des Ersten Senats, NJW 1998, 1776.

die Berufsausübung im höheren Alter einschränkten, auch dazu, Gefährdungen, die von älteren, nicht mehr voll leistungsfähigen Berufstätigen ausgingen, einzudämmen. Der Gesundheitsschutz der gesetzlich Versicherten, die anders als privat versicherte Patienten aufgrund des Sachleistungsprinzips nur Anspruch auf Behandlung durch einen Vertragsarzt haben, stelle ein besonders wichtiges Gemeinschaftsgut dar, das selbst erhebliche Einschränkungen der Berufswahlfreiheit – auch bei einem Freien Beruf – rechtfertigen könne. Dies gelte insbesondere dann, wenn der Beruf Teil einer Daseinsvorsorge sei, auf die weite Teile der Bevölkerung angewiesen seien. Die angegriffenen Regelungen seien zur Sicherung der körperlichen und geistigen Leistungsfähigkeit des Vertragsarztes auch geeignet und erforderlich. Der Gesetzgeber habe auf der Grundlage von Erfahrungswerten eine generalisierende Regelung erlassen dürfen. Unter Zumutbarkeitsgesichtspunkten war noch relevant, dass zugelassene Vertragsärzte die zeitliche Befristung berücksichtigen und ihre Lebens- und Berufsplanung darauf abstellen konnten. Die Altersgrenze liege zudem höher als die Regelaltersgrenze in vielen anderen Berufen. Den Betroffenen verbleibe die Möglichkeit, wenigstens zwanzig Jahre eine vertragsärztliche Praxis zu betreiben. Der Gesetzgeber habe davon ausgehen können, dass diese Zeitspanne ausreiche, getätigte Investitionen zu erwirtschaften und eine angemessene Alterssicherung – ggf. über die in allen Bundesländern bestehenden ärztlichen Versorgungswerke – aufzubauen. Der Eingriff werde darüber hinaus dadurch abgemildert, dass der Vertragsarzt auch nach Vollendung des 68. Lebensjahres durch eine privatärztliche Tätigkeit, wenn auch nur in begrenztem Umfang, Einkünfte erzielen könne.

Diese Kammerentscheidung knüpft damit bemerkenswerterweise in erster Linie an das Argument einer typischerweise auftretenden beruflichen Leistungsschwäche in höherem Alter an, das freilich vor dem Hintergrund der Direktiven des Art. 13 EG(V) zukünftig zunehmend in seiner Pauschalierung an Gewicht verlieren dürfte. Das Bundesverfassungsgericht wird somit über kurz oder lang gezwungen sein, die hier noch offen gelassenen Verfassungsrechtsfragen im Detail zu würdigen.

6.4.2 Verbot der Praxisführung in der Rechtsform einer juristischen Person des Privatrechts

Einzelpraxis, Gemeinschaftspraxis, Praxisgemeinschaft, Partnerschaftsgesellschaft[40] und angestellter Praxisarzt sind im Rahmen der normativen Vorgaben anerkannte Organisationsformen.[41] Der Streit um die „Ärzte-GmbH"

---

[40] Dazu näher L. Michalski/V. Römermann, PartGG, Komm., 2. Aufl. 1999, § 1 Rdnr. 4, 44 b, 121, 123, 123 a.
[41] Vgl. F. Lüke-Rosendahl, Der Beruf des Arztes unter besonderer Berücksichtigung der ärztlichen Kooperation, 1999.

resp. „Zahnärzte-GmbH" ist in Deutschland aber nach wie vor noch nicht endgültig ausgefochten.[42]

Der Bayerische Verfassungsgerichtshof hat nunmehr durch eine Entscheidung vom 13.12.1999[43] aufgrund von Popularklagen bekräftigt, dass das in Art. 18 Abs. 1 S. 2 des bayerischen Heilberufe-Kammergesetzes[44] expressis verbis enthaltene Verbot, eine ärztliche Praxis in der Rechtsform einer juristischen Person des privaten Rechts zu führen, weder gegen das Grundrecht der Berufsfreiheit noch gegen den Gleichbehandlungsgrundsatz verstößt. Diese ausdrückliche landesgesetzliche Regelung[45], wie sie etwa auch in Berlin und in Brandenburg gilt, die noch durch die in der dortigen Berufsordnung für Ärzte enthaltene und durchgängig vorfindbare Vorgabe ergänzt wird, dass der Arzt seine Praxis persönlich führen muss und dass die Beschäftigung eines ärztlichen Mitarbeiters in der Praxis (angestellter Praxisarzt) die Leitung dieser Praxis durch den niedergelassenen Arzt voraussetzt (so § 17 u. § 19 Abs. 1 der Berufsordnung für die Ärzte Bayerns in Anlehnung an §§ 17, 19 MBO-Ä 1997[46] –; vgl. auch § 29 Abs. 3 HeilBerG NRW), geht mithin insgesamt davon aus, dass der Arzt in eigener Verantwortung das ganze wirtschaftliche Risiko seines Berufs selbst trägt, er also sowohl die Sach- als auch die Personalleitung eigenverantwortlich betreibt und bestimmt, und dass die Entscheidungsbefugnis auf beiden Gebieten sowie über Umfang, Zeitpunkt, Durchführung und Abrechnung von Aufträgen bei ihm liegt. Der Bayerische Verfassungsgerichtshof stellt dabei fest, durch die angegriffene Norm regele und fixiere der bayerische Gesetzgeber das Berufsbild des selbstständigen, in freier Praxis niedergelassenen Arztes. Da mit dieser Berufsbildtypisierung nur eine Berufsausübungsregelung getroffen werde, stehe dem Gesetzgeber ein weiter Gestaltungsspielraum zur Verfügung. Das Verbot einer Praxisführung durch eine juristische Person lasse sich durch vernünftige Erwägungen des Gemeinwohls rechtfertigen. Auch wenn der Berufsbilder fixierende Gesetzgeber auf die aktuelle Berufswirklichkeit mit ihren – zum Teil auch gemeinschaftsrechtlich oder durch internationale Entwicklungen induzierten – Veränderungen Bedacht zu nehmen habe, so könne das gesetzgeberische Ziel, den praxisführenden Arzt als freien Beruf zu fixieren und zu erhalten, verfassungsrechtlich nicht beanstandet werden:

---

[42] Siehe dazu zuletzt G. Ganster, Freier Beruf und Kapitalgesellschaft – das Ende der freien Professionen?, 2000, S. 148 ff., 577 ff., 607 ff. und passim J. Taupitz, Die Ärzte-GmbH und das ärztliche Werbeverbot, in: Festschrift für K. Geiß, 2000, S. 503 ff. m.w.N.
[43] BayVerfGH, DVBl. 2000, 1052 ff. = BayVBl. 2000, 558 ff.
[44] Gesetz über die Berufsausübung, die Berufsvertretungen und die Berufsgerichtsbarkeit der Ärzte, Zahnärzte, Tierärzte und Apotheker (Heilberufe-Kammergesetz-HKaG) in der Fassung der Bekanntmachung vom 20.7.1994 (GVBl. S. 853, berichtigt 1995, S. 325).
[45] Nachweise zu Parallelbestimmungen in anderen Ländern bei G. Ring, Werberecht der Ärzte, 1999, S. 185 (Tz. 422).
[46] Abdruck in NJW 1997, 3076 ff.

„Der ärztliche Beruf ist seiner Natur nach kein Gewerbe, sondern ein freier Beruf. Der Begriff freier Beruf ist zwar kein eindeutiger Rechtsbegriff, aus dem sich präzise, normative Wirkungen ableiten lassen ..., doch besteht über seine grundsätzlichen Kriterien Einigkeit. Zum Wesen des freien Berufs gehört vor allem die Unabhängigkeit in der gesamten Berufsgestaltung; der Angehörige eines freien Berufs hat die freie Verfügung über die eigene Arbeitskraft, kann insbesondere seine Arbeitszeit einteilen, trägt aber auch das volle wirtschaftliche Berufsrisiko ... Neben dieser Unabhängigkeit gehört zu den wichtigsten Wesensmerkmalen des freien Berufs ein hohes Maß an Verantwortungsbewusstsein gegenüber den jeweiligen Vertragspartnern aus der Bevölkerung. Die Einhaltung der jeweiligen Berufspflichten wird bei freien Berufen grundsätzlich durch entsprechende Standesrichtlinien, eine Berufsaufsicht und eine Berufsgerichtsbarkeit überwacht."[47]

Die mit solchen Grundentscheidungen erstrebte Förderung des Mittelstands wird anerkannt, wenn es heißt:

„Wenn die Praxisführung durch juristische Personen des privaten Rechts zugelassen würde, ist nicht von der Hand zu weisen, dass die Zahl der als Freiberufler tätigen Ärzte zurückgehen und die Schicht der angestellten Ärzte wachsen würde. Die Förderung und Aufrechterhaltung des Berufsstands selbständiger Ärzte ist ein legitimes Anliegen des Gesetzgebers."[48]

Ein weiterer legitimierender Punkt wird darin gesehen, dass ein freiberuflich tätiger Arzt keinen Weisungen unterliegt. Sobald ein Arzt dagegen im Rahmen einer praxisführenden juristischen Person tätig würde, könne er sich mittelbar wirtschaftlich orientierten Weisungen von Seiten der juristischen Person ausgesetzt sehen, die tendenziell zu einer Verschlechterung der von ihm erbrachten ärztlichen Leistungen und damit zu einer Gefährdung der Volksgesundheit führen könnten. Außerdem wird im Einzelnen dargelegt, dass die unterschiedliche Rechtsgestaltung für den Patienten bedeutsame Rechtsfolgen zeitigt:

„Schließt der Patient mit einer natürlichen Person einen Behandlungsvertrag, haftet der Arzt sowohl vertraglich als auch deliktisch in voller Höhe. Schließt der Patient dagegen mit einer juristischen Person des Privatrechts einen Behandlungsvertrag, dann haftet der behandelnde Arzt zwar weiterhin in voller Höhe deliktisch, vertraglich aber haftet er nicht. Als Vertragspartner haftet vielmehr die juristische Person des Privatrechts, wobei die Haftung entsprechend der jeweiligen Organisationsform des Trägers beschränkt sein kann."[49]

---
[47] AaO, S. 1054.
[48] BayVerfGH, aaO.
[49] AaO, S. 1054 f.

Eine Ungleichbehandlung von Ärzten im Verhältnis zu Tierärzten und Zahnärzten wird verneint, weil Art. 18 Abs. 1 Satz 2 HKaG sowohl für Ärzte als auch für Zahnärzte und Tierärzte gilt. Eine unzulässige Ungleichbehandlung gegenüber Krankenhäusern liege schon deshalb nicht vor, weil im Gegensatz zu den in freier Praxis niedergelassenen Ärzten ein Krankenhaus nicht die ambulante ärztliche Grundversorgung der Patienten sicherstelle, sondern auf ambulantem Gebiet nur eingeschränkt tätig sei.[50]

Auch wenn der Bundesgerichtshof die Berufsausübung im Rahmen einer „Zahnärzte-GmbH" als im Lichte grundrechtlicher Gewährleistungen für juristische Personen des Privatrechts gemäß Art. 12 Abs. 1 GG nicht beanstandet hat[51] und eine breite Literaturauffassung von prominenten Fachvertretern des Zivilrechts dieser Sichtweise folgt[52], sei aus der Perspektive des öffentlichen Rechts dringend gewarnt: Vorhandene landesrechtliche Regelungen wurden augenscheinlich schlicht ausgeblendet und auch Art. 19 Abs. 3 GG hätte im Übrigen schon hinsichtlich der Prämisse noch zu sorgfältigen Überlegungen herausfordern müssen. Ärzte wie Zahnärzte sind nach wie vor gut beraten, wenn sie – so vorhanden – kompetenzgemäß erlassene landesrechtliche Vorgaben, die ja in weiterführenden vertragsarztbezogenen Regelungen wie § 98 Abs. 1 u. Abs. 2 Nr. 13 SGB V i.V.m. §§ 20 Abs. 2, 24 Abs. 1 Zahnärzte-ZV ihre konsequente Fortsetzung finden, ernst nehmen; Regressansprüche der Kassenärztlichen Vereinigung und staatsanwaltschaftliche Ermittlungen gegen Radiologen wegen des Verstoßes gegen Strafrechtsnormen, wie sie in jüngster Zeit in der Ärzteschaft heftige Diskussionen ausgelöst haben, sind letztlich nur die Konsequenz einer Missachtung dieses normativen Grundpostulats.

6.4.3 Werbebeschränkungen

Es waren vor allem die im Berufsrecht der beratenden Freien Berufe und der Heilberufe enthaltenen Werbebeschränkungen, die in den letzten Jahren mit Blick auf die Wirkkraft berufsgrundrechtlicher Gewährleistungen kritisch hinterfragt und vom Bundesverfassungsgericht auf ein für die Aufrechterhaltung funktionsgerechter Berufsausübung unerlässliches Maß reduziert worden sind. Die im Typus des Freien Berufs wurzelnde Grundidee des Verzichts auf gezielte Selbstanpreisung ist freilich im Ansatz auch heute noch gültig, doch kann es in Ansehung der Berufsausübungsfreiheit des Art. 12 Abs. 1 GG, die hier ja schon näher in den Blick genommen worden ist, und der Informationsfreiheit des Art. 5 Abs. 1 Satz 1 GG niemals um totale Werbeverbote, sondern stets nur um angemessene Werbebeschrän-

---

[50] So BayVerfGH, aaO, S. 1055.
[51] BGHZ 124, 224 ff.
[52] Siehe insbes. J. Taupitz, NJW 1996, 3033; M. Henssler, ZIP 1994, 844; H.-J. Rieger, MedR 1995, 87; G. Ring, Werberecht der Ärzte, 1999, S. 183 ff.

6.4 Neuere verfassungsgerichtliche Judikate zur zahnärztlichen Freiberuflichkeit

kungen zugunsten begründbarer Gemeinwohlinteressen gehen. Nicht jede, sondern nur die berufswidrige Werbung kann beschränkt werden. Restriktionen müssen sich daher am Zweck des Werbeverbots – der Sicherung der Integrität des Berufsstandes, der Verhinderung einer Verfälschung des freiberuflichen Berufsbildes durch Kommerzialisierung, vor allem aber dem Schutz des Vertrauens der Öffentlichkeit gegenüber dem Beruf – ausrichten, zugleich aber auch dem Wandel im allgemeinen Werbeverhalten hinreichend Rechnung tragen.[53] So ist etwa bei der Werbung der Apotheker zu berücksichtigen, dass diese hinsichtlich der apothekenfreien Arzneimittel und des Randsortiments zugleich als Kaufleute agieren.[54] Zudem rechtfertigt allein die Auswahl bestimmter Werbeträger, zum Beispiel Trikotwerbung von Berufssportlern, ohne Berücksichtigung von Form und Inhalt der Werbebotschaft noch keinen vollständigen Ausschluss solcher Werbung.

In einem den zahnärztlichen Bereich betreffenden Rechtsstreit hat jüngst das Bundesverfassungsgericht durch Beschluss vom 4.7.2000[55] die bisherige Rechtsprechungslinie fortgeführt und eine von zwei Beschwerdeführern erhobene Verfassungsbeschwerde zur Entscheidung angenommen, weil das angegriffene Urteil des Bundesgerichtshofs die Beschwerdeführer in ihrer Berufsausübungsfreiheit verletze.

Diesem Verfahren lag folgender Sachverhalt zugrunde: Die Beschwerdeführerin zu 1 betreibt in der Rechtsform einer GmbH eine im Handelsregister eingetragene Zahnklinik. Die von ihr angebotenen zahnärztlichen Leistungen werden von dem Beschwerdeführer zu 2 erbracht, der in demselben Gebäude auch eine Praxis als niedergelassener Zahnarzt unterhält. Die Zahnklinik verfügt über ein Zimmer mit zwei Betten für einen stationären Aufenthalt von Patienten. Unter der Bezeichnung „Zahnklinik am Ostufer – Zentrum für Implantologie GmbH" warb die Beschwerdeführerin zu 1 für Implantatbehandlungen und prothetische Behandlungen mit einem farbigen Faltblatt, das in der Klinik auslag. In diesem Faltblatt wurden Technik und Ablauf von Implantatbehandlungen als eine Methode der Zahnbehandlung geschildert, die anders als herkömmliche Behandlungen mehr Lebensqualität sichern könne („der Natur ein Stückchen näher ... sicher"; „Implantate – ein guter Weg"; „Zahn für Zahn mehr Lebensqualität"; „Sicher – bequem – ästhetisch"). Die Zahnärztekammer Schleswig-Holstein und ein konkurrierender Zahnarzt hatten gegen diese Werbung eine wettbewerbsrechtliche Unterlassungsklage erhoben, der in der Revisionsinstanz seitens des Bundesgerichtshofs in vollem Umfang stattgegeben worden war; der Beschwerdeführer zu 2 habe durch Dulden der Werbung mit dem Faltblatt gegen § 27 Abs. 1 der Berufsordnung und damit zugleich gegen § 1 UWG verstoßen.[56]

---

[53] Dazu näher G. Ring, aaO.
[54] Siehe BVerfGE 94, 372 (395 ff.)
[55] Beschluss der 2. Kammer des Ersten Senats – 1 BvR 547/99 – noch nicht publiziert.
[56] Siehe BGH, NJW 1999, 1784.

Die Annahme der Verfassungsbeschwerde sei zur Durchsetzung des Grundrechts der Beschwerdeführer aus Art. 12 Abs. 1 GG angezeigt. Zwar begegne das in der Berufsordnung geregelte Werbeverbot grundsätzlich keinen verfassungsrechtlichen Bedenken. Die Vorschrift sei aber dahingehend verfassungskonform auszulegen, dass nur berufswidrige Werbung unzulässig sei, die keine interessengerechte und sachangemessene Information darstelle. Berufswidrig seien neben irreführenden Aussagen durchaus auch solche, die geeignet erschienen, das Schutzgut der Volksgesundheit zu beeinträchtigen. Dies könne auch bereits dadurch geschehen, dass Ärzte Kranken aus Gewinnstreben falsche Hoffnungen machten. Der BGH sei dem Sachverhalt jedoch „nicht in der Weise gerecht geworden, die angesichts seiner grundrechtsbeschränkenden Würdigung angezeigt gewesen wäre." Der Beschwerdeführer zu 2 sei in dem Faltblatt nicht genannt worden; dieses habe auch nicht in seiner Praxis ausgelegen, sondern nur bei der Beschwerdeführerin zu 1.

Die zitierte berufsrechtliche Norm betrifft die Werbung für die ärztliche Tätigkeit des niedergelassenen Arztes; für Kliniken gelten nicht dieselben Werbebeschränkungen. Sofern medizinische Eingriffe in einer Klinik stattfinden und als klinische Leistung abgerechnet werden, werden hiermit gewerbliche Umsätze erzielt. Die Berufsordnung betreffen solche Leistungen und die für sie vorgenommene Werbung nicht. Ob eine Klinik-Ambulanz mit Belegärzten betrieben werden dürfe, sei eine Frage des Arztrechts und nicht eine solche der Werbung. Bei diesbezüglichen Fragen müsse hinsichtlich der beiden Tätigkeitsformen unterschieden werden:

„Soweit sich für Belegärzte in Kliniken zusätzliche Erwerbschancen eröffnen, nehmen sie in zulässiger Weise am gewerblichen Erfolg solcher Einrichtungen teil. Dies ist bei ihnen nicht anders als bei angestellten Ärzten. Da Kliniken generell nicht den ärztlichen Werbeverboten unterliegen, lässt ihr Marketingverhalten auch keinen negativen Rückschluss auf die dort Beschäftigten oder sonst tätigen Ärzte zu. Eine Verunsicherung der Patienten oder eine Kommerzialisierung ärztlicher Tätigkeit setzt insoweit das Vorliegen besonderer Umstände voraus."[57]

Zugunsten der Beschwerdeführer falle im konkreten Fall vor allem ins Gewicht, dass in dem Faltblatt in erster Linie Nutzen und Vorteile der Implantatbehandlung als solche herausgestellt würden und hierbei nur auf das Angebot der Beschwerdeführerin zu 1 hingewiesen werde, nicht aber auf den Beschwerdeführer zu 2.[58] An einer sachlich zutreffenden und dem Laien verständlichen Informationswerbung über die Behandlungsmethode der Implantation bestehe ein Allgemeininteresse; es handele sich um eine relativ neue Methode, die nicht allgemein bekannt sei. Da aber Einzelheiten der

---
[57] So BVerfG, Beschluss vom 4.7.2000 – 1 BvR 547/99 – Ausfertigung, S. 5.
[58] So BVerfG, aaO unter Hinweis auf M. Henssler, EWiR, § 1 UWG 5/99, S. 375.

Sachverhaltsgestaltung in Würdigung der verfassungsgerichtlichen Vorgaben noch zu ermitteln waren, wurde das Verfahren vom Bundesverfassungsgericht an den Bundesgerichtshof zurückverwiesen. Quintessenz? Die Versuche zur Expansion von Werbekampagnen dürften auch bei den Heilberufen zunehmen. Die höchst kasuistische Judikatur bietet Anlass für vielfältige Nuancierungen. Aggressivere Werbestrategien im Bereich von Kliniken, unterstützt durch Anwälte, die selbst in ihrem eigenen freiberuflichen Bereich massiv für „Innovation" eintreten, dürften zunehmend bessere Chancen haben.

6.5 Kammerrechtliche Konsequenzen

Die für das freiberufliche Kammerwesen sich aus alledem ergebenden Folgerungen können hier nur thesenartig angerissen werden:

1. Es entspricht den im Einzelnen vor allem durch Normenvergleich näher zu konturierenden Grundlinien des deutschen Kammerrechts, dass im Wesentlichen drei große Aufgabenblöcke wahrgenommen werden:

a) Einen als solchen unbestrittenen Schwerpunkt der Kammeraktivitäten bildet die Berufsaufsicht im Sinne der Überwachung und Durchsetzung normativ vorgegebener Standards im öffentlichen Interesse.[59]
b) Als zweiter gewichtiger Aufgabenkomplex der freiberuflichen Kammern ist die Interessenvertretung zu nennen, bei der es sich freilich nicht um „reine Interessenvertretung" handeln darf, ein öffentlich-rechtliche Bindungen implizierendes Postulat, das bei den Aktivitäten aller freiberuflichen Kammern durchgängig mit aller Sorgfalt zu beherzigen ist.[60]
c) Schließlich finden sich in den Aufgabenkatalogen freiberuflicher Kammern noch Aufträge und Ermächtigungen zu mannigfachen Aktivitäten, die sich unter dem Stichwort „Förderung des Berufsstandes" zusammenfassen lassen, zu denen die Förderung der Berufsausbildung und der Fortbildung ebenso gehört wie die Unterhaltung entsprechender Anlagen und Einrichtungen, die Wahrnehmung von Beratungs-, Informations- und sonstigen Servicefunktionen und vieles andere mehr.[61]

2. Als Leitempfehlungen für eine mit Blick auf die Grundrechte der Zwangsinkorporierten verfassungsadäquate und zukunftsorientierte Kammerphilosophie werde ich angesichts dieser Analyse nicht müde herauszustellen:

---

[59] Zu der speziellen organisationsrechtlichen Frage der Zulässigkeit einer Übertragung der Aufgaben der Kassenzahnärztlichen Vereinigung auf Landeszahnärztekammern siehe F. Knöpfle, in: Festschrift für H. Zacher, 1998, S. 363 ff.
[60] Restriktiv hinsichtlich der Mitgliedschaft nordrhein-westfälischer Ärztekammern im dortigen Landes- und im Bundesverband der Freien Berufe e.V., kürzlich OVG NRW, GewArch. 2000, 378 = NWVBl. 2000, ... (mit kritischer Anm. v. P. J. Tettinger).
[61] Dazu näher P. J. Tettinger, Kammerrecht, 1997, S. 132 ff.

a) Mehr Schaffung von Anreizen zur Erhöhung der Kreativität der freiberuflich Tätigen im Sinne flankierender Berufsförderung als Initiativkraft hemmende Restriktion durch penible Kontrolle!

Insofern dürfte sich in der Tat eine Gewichtsverschiebung im Spektrum der Kammeraktivitäten zugunsten des Komplexes der Interessenförderung ergeben: Effiziente Hilfestellung bei der praktischen Umsetzung der vielbeschworenen „Renaissance der Selbstständigkeit" erscheint vorrangig vonnöten.

b) Grundmotto für die Berufsaufsicht: Nicht ein Dirigieren im Sinne von Pflichtenoptimierung ist gefragt, sondern schlicht die Absicherung der Durchsetzung normativer Mindeststandards!

Bereits die Rechtsprechung des Bundesverfassungsgerichts der letzten Jahre dürfte Anlass genug sein, dieses Motto konsequent zu beherzigen. Gerade die freiberuflich Tätigen bedürfen nicht einer besonderen berufsethischen Erziehung, sondern es kann nur um die Absicherung derjenigen Mindestanforderungen gehen, die normativ hinreichend deutlich vorgegeben sind. Freiräume sind gerade für Freie Berufe – nomen sit omen – unverzichtbar und dürfen denn auch durch freiberufliche Kammern im Geiste dieses Generalpostulats nicht übermäßig eingeengt werden.[62]

Wird dies beherzigt, so sind freiberufliche Kammern nicht nur in Ansehung der vom Grundrecht der Berufsfreiheit maßgeblich mitgeprägten Werteordnung des Grundgesetzes, sondern auch im Rahmen des von Grundfreiheiten wie der Dienstleistungs- und der Niederlassungsfreiheit geprägten europäischen Binnenmarktes sehr wohl zukunftsfähig.

3. Diese Festversammlung hier im Zentrum von Berlin gilt der Feier des 20-jährigen Jubiläums des Instituts der Deutschen Zahnärzte als einer in der gemeinsamen Trägerschaft von Bundeszahnärztekammer und Kassenzahnärztlicher Bundesvereinigung getragenen Einrichtung.

Ein solches Institut, das sich der praxisrelevanten Forschung und wissenschaftlichen Beratung im Rahmen der Aufgabenbereiche seiner Träger widmet, hat allein schon angesichts des im Bundesrecht verankerten Postulats der Gründung der Ausübung der Zahnheilkunde auf zahnärztlich-wissenschaftliche Erkenntnisse[63] seine Daseinsberechtigung. Themenkreise wie Formen der Prophylaxe, Implantatbehandlung, Materialprüfung, Qualitätssicherung, vergleichende Therapiestudien, effiziente Praxisführung, aber eben auch solche des speziellen Berufsrechts der

---

[62] Vgl. insoweit die sarkastische Bemerkung bei M. Groepper, GewArch. 2000, 366f.
[63] Speziell zum „Stand der medizinischen Wissenschaft" als Rechtsbegriff siehe etwa bereits M. Kriele, NJW 1976, 355ff.

6.5 Kammerrechtliche Konsequenzen

Zahnärzte bieten Forschungsstoff in Fülle. Hingewiesen sei seitens des Juristen in diesem Kontext aber auch noch darauf, dass der Bundesnotarkammer in der jüngeren BGH-Rechtsprechung die Befugnis bestätigt wurde, ein Deutsches Notarinstitut zur wissenschaftlichen Beratung der Notare zu unterhalten, und einer Notarkammer die Befugnis, sich an diesem Institut zu beteiligen.[64] Wissenschaftlicher Forschung im Bereich der Freien Berufe bedarf es derzeit gerade auch vor dem Hintergrund der europäischen Implikationen mehr denn je. Daher, auch wenn dies für das IDZ als einen Twen verfrüht klingen mag: Ad multos annos!

---

[64] So BGH, NJW 1997, 1239.

7 Das Institut der Deutschen Zahnärzte: Organisationsstruktur, Gremien und Mitarbeiter

Die Vorgängereinrichtung des IDZ, das Forschungsinstitut für die zahnärztliche Versorgung/FZV, wurde am 1.2.1980 gegründet. Durch Beschlüsse der Bundeszahnärztekammer (25.9.1986) und der Kassenzahnärztlichen Bundesvereinigung (12./13.9.1986) wurden zum 1.1.1987 das Forschungsinstitut für die zahnärztliche Versorgung (FZV) der Kassenzahnärztlichen Bundesvereinigung und das Zentralinstitut der Deutschen Zahnärzte (ZIZ) zusammengeführt und in die gleichgewichtige Trägerschaft der beiden zahnärztlichen Bundesorganisationen gestellt. Es entstand das Institut der Deutschen Zahnärzte. Das IDZ ist eine gemeinsame, organisatorisch verselbstständigte Einrichtung der Kassenzahnärztlichen Bundesvereinigung und der Bundeszahnärztekammer. Das IDZ erfüllt die Aufgabe, für die Standespolitik der deutschen Zahnärzte praxisrelevante Forschung und wissenschaftliche Beratung im Rahmen der Aufgabenbereiche von KZBV und BZÄK zu betreiben. Projektschwerpunkte sind:

- Gesundheits- und sozialpolitische Analysen,
- Gesundheitssystemforschung,
- Qualitätssicherungsforschung,
- Recht der zahnärztlichen Versorgung,
- Epidemiologie und Sozialmedizin,
- Gesundheitsökonomie,
- Zahnärztliche Berufsausübung.

Die Forschungsarbeit und die sonstigen wissenschaftlichen Aktivitäten werden in den Publikationsreihen des Instituts (Materialienreihe, Broschüren, Sonderbände) dokumentiert. Darüber hinaus gibt das IDZ einen Informationsdienst „IDZ-Information" heraus, der in unregelmäßigen Abständen erscheint und über wesentliche Forschungsfragen bzw. -ergebnisse der Institutsarbeit in knapper Form berichtet.

Organ des IDZ ist der Gemeinsame Vorstandsausschuss, der nach den Beschlüssen der Vorstände von Bundeszahnärztekammer (BZÄK) und Kassenzahnärztlicher Bundesvereinigung (KZBV) die Aktivitäten des IDZ leitet und die langfristige Aufgabenplanung festlegt. Dem Vorstandsausschuss gehören als Mitglieder aus den Vorständen der Trägerorganisationen an:

7 Das Institut der Deutschen Zahnärzte: Organisationsstruktur, Gremien und Mitarbeiter

Mitglieder des Gemeinsamen IDZ-Vorstandsausschusses (Stand: Oktober 2000):	
BZÄK	**KZBV**
Dr. Fritz-Josef Willmes (Amt. Vorsitzender)	Dr. Karl Horst Schirbort (Altern. Vorsitzender)
Dr. Peter Boehme	Dr. Peter Kuttruff
Dr. Dietmar Oesterreich	Dr. Gerd Knauerhase
Dr. Rüdiger Engel	Dr. Dr. Jürgen Weitkamp

Als Geschäftsführender Direktor wurde vom Gemeinsamen Vorstandsausschuss Professor Dr. Burkhard Tiemann bestellt; ihm steht als Wissenschaftlicher Leiter Dr. Wolfgang Micheelis zur Seite. Das IDZ beschäftigt außerdem zwei wissenschaftliche Referenten und Projektleiter sowie vier Angestellte im Assistenz- und Sekretariatsbereich. Aufgrund der begrenzten personellen und organisatorischen Ressourcen ist die Institutsarbeit notwendigerweise darauf angewiesen, mit externen Forschungsinstituten und universitären Einrichtungen zusammenzuarbeiten.

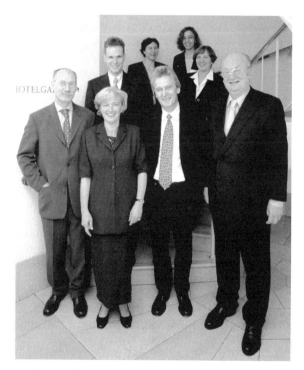

Die IDZ-Mitarbeiter (Stand Oktober 2000): (v. l.) Dr. V. P. Meyer/Wissenschaftlicher Referent, D. Fink/Forschungsassistentin, Dr. W. Micheelis/Wissenschaftlicher Leiter, Prof. Dr. B. Tiemann/Geschäftsführender Direktor, (2. Reihe) Dipl.-Volksw. R. Kaufhold/Wissenschaftlicher Referent, I. Bayer/Sekretariat, M. Dogan/Sekretariat, U. Oestreich/Sekretariat.

8 Abstract

The IDZ's predecessor organization, the Forschungsinstitut für die zahnärztliche Versorgung [Research Institute for Dental Care] (FZV), was established on 1 February 1980. As a result of resolutions adopted by the Bundeszahnärztekammer [German Dental Association] (BZÄK) on 25 September 1986 and the Kassenzahnärztliche Bundesvereinigung [Federal Association of Health Insurance Fund Dentists] (KZBV) on 12/13 September 1986, the FZV was amalgamated with the Zentralinstitut der Deutschen Zahnärzte [Central Institute of German Dentists] (ZIZ) on 1 January 1987, giving rise to the formation of the Institut der Deutschen Zahnärzte [Institute of German Dentists] (IDZ), a body operating under the auspices of the two Federal dental organizations and controlled in equal measure by each. The IDZ is an organizationally autonomous joint institution of the Federal Association of Health Insurance Fund Dentists and the German Dental Association. Its mission is to provide scientific advice and to conduct research relevant to the practice of the German dental profession in the context of the spheres of activity of its two sponsoring organizations.

The following scientific research objectives form the basis of the Institute's activities:

1. Scientific advice and support for the professional committees of the KZBV and BZÄK through the conduct of research projects on matters connected with the system of dental care and the exercise of the dental profession.
2. Scientific presentation of the particular aspects of the dental profession's position in the overall field of health research in Germany by means of research publications and the organization of scientific symposia.
3. Establishment of a specific dental presence in relation to the institutional research activities of other healthcare system organizations.
4. Provision of a first port of call for scientific enquiries and analyses in the field of dental treatment provision at national, European and international level (e.g. in relation to the ERO, FDI or WHO).
5. Support with services to dentists established in private practice on aspects of the running of a practice, for instance in the fields of computing, ergonomics, materials catalogues and the like.

Projects are undertaken in the following main areas:

- analyses in the fields of health and social policy,
- healthcare system research,
- quality assurance research,
- legal aspects of dental care,
- epidemiology and social medicine,
- health economics,
- exercise of the dental profession.

The results of the Institute's research projects supply basic scientific material and problem frameworks to support the further development of the structure of dental treatment provision within the healthcare system.

A symposium entitled „Dental treatment provision at a time of change – present situation and future prospects", held in Berlin on 25 October 2000, marked the completion of the first twenty years of the IDZ's existence. The scientific programme of this anniversary event concentrated on fundamental issues and aspects of control of the healthcare system in relation to the current economic, legal and organizational, and epidemiological trends in dental treatment provision in Germany. Acknowledged experts in the fields of dentistry, health economics and law agreed to present papers. This commemorative volume documents the contributions to the symposium, whose main themes were as follows:

- institutional research: experience and outlook,
- paradigm shift in dentistry in the context of oral epidemiology,
- healthcare system control options from the standpoint of health economics,
- fundamental issues of the status of dentists as professionals in private practice.

The controlling body of the IDZ is the Joint Executive Committee, which manages the Institute's activities and determines the long-term planning of its work in accordance with the decisions of the executives of the BZÄK and the KZBV. The composition of the Joint Executive Committee, whose members are drawn from the executives of the two Federal dental organizations, is as follows:

Composition of the Joint Executive Committee of the IDZ as at October 2000	
BZÄK	**KZBV**
Dr. Fritz-Josef Willmes	Dr. Karl Horst Schirbort
(acting chairman)	(rotating chairman)
Dr. Peter Boehme	Dr. Peter Kuttruff
Dr. Dietmar Oesterreich	Dr. Gerd Knauerhase
Dr. Rüdiger Engel	Dr. Dr. Jürgen Weitkamp

The Joint Executive Committee has appointed Professor Burkhard Tiemann as Managing Director and Dr. Wolfgang Micheelis as Scientific Director. The Institute also has two scientific officers/project leaders, a research assistant and a staff of three secretaries. Owing to its limited personnel and organizational resources, the IDZ is obliged to work with external research centres and university institutions.

The Institute's research work and other scientific activities are documented in its publication series – the *Materialienreihe,* the brochures and the special volumes known as *Sonderbände.* The IDZ also publishes the *IDZ-Information,* which appears at irregular intervals and contains concise reports on important research topics and results of the Institute's work.

9 Verzeichnis der Referenten

Professor Dr. med. dent. Elmar Reich
WHO-Kollaborationszentrum für die Standardisierung in der
Zahnheilkunde, Vorsitzender der FDI-Kommission und Leiter des
Arbeitskreises Epidemiologie der DGZMK
KaVo Dental
Biberach/Riß

Dr. med. dent. Karl Horst Schirbort
Alternierender Vorsitzender des Gemeinsamen
BZÄK/KZBV-Vorstandsausschusses des IDZ (2000)
Burgdorf

Professor Dr. jur. Peter J. Tettinger
Direktor des Instituts für Öffentliches Recht und Verwaltungslehre
Universität Köln
Köln

Professor Dr. jur. Burkhard Tiemann
Geschäftsführender Direktor des IDZ
Köln

Professor Dr. rer. pol. Eberhard Wille
Lehrstuhl für Volkswirtschaftslehre der Universität Mannheim
Stellv. Vorsitzender des Sachverständigenrates
für die Konzertierte Aktion im Gesundheitswesen
Mannheim

Dr. med. dent. Fritz-Josef Willmes
Amtierender Vorsitzender des Gemeinsamen
BZÄK/KZBV-Vorstandsausschusses des IDZ (2000)
Ulm

10 Anhang: Satzung des Instituts der Deutschen Zahnärzte (IDZ)

§ 1

(1) Das Institut führt den Namen „Institut der Deutschen Zahnärzte (IDZ)".

(2) Das IDZ ist eine gemeinsame Einrichtung von der BZÄK und der KZBV und ist ein organisatorisch verselbstständigter Bestandteil der BZÄK und der KZBV. Es besitzt keine eigene Rechtsfähigkeit.

(3) Innerhalb des IDZ wird die „Zahnärztliche Zentralstelle Qualitätssicherung (zzq)" als selbstständige Stabsstelle gemäß dem Organisations- und Stellenplan des IDZ gebildet.

§ 2

(1) Das IDZ erfüllt die Aufgabe, für die deutschen Zahnärzte praxisrelevante Forschung und wissenschaftliche Beratung im Rahmen der Aufgabenbereiche von BZÄK und KZBV zu betreiben.

(2) Die zzq erfüllt die Aufgabe, Fragen der zahnärztlichen Qualitätssicherung zu bearbeiten. Schwerpunkt ist die Koordination und Erstellung von Leitlinien zu diagnostischen und therapeutischen Methoden der Zahnmedizin, ihre Evaluation, Verbreitung und Überprüfung.

§ 3

Die zur Erfüllung ihrer Aufgaben erforderlichen Mittel werden in den Haushaltsplänen der BZÄK und der KZBV bereitgestellt.

§ 4

(1) Organ des IDZ und der zzq ist der Gemeinsame Vorstandsausschuss.

(2) Der Gemeinsame Vorstandsausschuss besteht aus dem Präsidenten der BZÄK, dem Vorsitzenden der KZBV, dem stellvertretenden Vorsitzenden der KZBV und fünf Beisitzern.

(3) Die Ämter des Alternierenden Vorsitzenden und des Stellvertretenden Vorsitzenden des Gemeinsamen Vorstandsausschusses werden vom Präsidenten der Bundeszahnärztekammer und vom Vorsitzenden der KZBV im jährlichen Wechsel wahrgenommen.

(4) Drei Beisitzer werden von dem Vorstand der BZÄK und zwei Beisitzer von dem Vorstand der KZBV jeweils für die Dauer von vier Jahren bestellt. Es ist eine jederzeitige Neubestellung von Beisitzern durch die sie entsendenden Organisationen möglich.

(5) Das IDZ wird außergerichtlich durch den Vorsitzenden und den stellvertretenden Vorsitzenden des Gemeinsamen Vorstandsausschusses vertreten.

(6) Die Vorstandsausschusssitzungen werden vom Geschäftsführenden Direktor im Auftrag des jeweiligen Vorsitzenden des Gemeinsamen Vorstandsausschusses einberufen.

(7) Der Gemeinsame Vorstandsausschuss beschließt mehrheitlich die Institutsordnung des IDZ und die Geschäftsordnung sowie die eventuellen Änderungen. Satzung sowie Instituts- und Geschäftsordnung sind für alle Mitarbeiter am IDZ verbindlich. Der Gemeinsame Vorstandsausschuss stellt jährlich, spätestens bis zum 30.11. eines jeden Jahres, im Rahmen der jeweiligen Haushaltsmittel gem. § 3 einen Haushaltsplan für das IDZ und einen Haushaltsplan für die zzq für das folgende Jahr auf.

(8) Der Gemeinsame Vorstandsausschuss plant und leitet die Aktivitäten des IDZ einschließlich der zzq. Er legt die langfristige Aufgabenplanung für das IDZ einschließlich der zzq fest.

(9) Die Arbeitsweise des Gemeinsamen Vorstandsausschusses im einzelnen regelt die Geschäftsordnung.

(10) Instituts- und Geschäftsordnung des IDZ werden vom Gemeinsamen Vorstandsausschuss den Vorständen der BZÄK und der KZBV sowie den Mitarbeitern am IDZ vorgelegt.

§ 5

(1) Die Forschungsaufgaben des IDZ sowie die Aufgaben der zzq werden von der Geschäftsstelle nach Maßgabe des Institutsvertrages BZÄK/KZBV wahrgenommen.

(2) Die Geschäftsstelle des IDZ wird von dem Geschäftsführenden Direktor und bei seiner Abwesenheit vom Wissenschaftlichen Leiter als sei-

nem Stellvertreter geleitet. Beide sind dem Gemeinsamen Vorstandsausschuss für die ordnungsgemäße Durchführung der Arbeiten der Geschäftsstelle verantwortlich. Ihnen steht nach näherer Maßgabe der Institutsordnung auch das Direktions- und Weisungsrecht gegenüber nachgeordneten Mitarbeitern gem. Abs. 8 zu.

(3) Der Geschäftsführende Direktor und der Wissenschaftliche Leiter werden vom Gemeinsamen Vorstandsausschuss bestellt. Sie nehmen mit beratender Stimme an den Sitzungen des IDZ-Vorstandsausschusses teil.

(4) Der Verbandsdirektor der BZÄK und der Geschäftsführer der KZBV nehmen mit beratender Stimme an den Sitzungen des Gemeinsamen Vorstandsausschusses teil.

(5) Der Stabsstellenleiter zzq nimmt mit beratender Stimme an den Sitzungen des IDZ-Vorstandsausschusses teil.

(6) Die Forschungsaufgaben des Instituts sowie die Aufgaben der zzq werden auf der Grundlage eines Organisations- und Stellenplans sowie der Institutsordnung wahrgenommen.

(7) Die zur Erfüllung der Aufgaben des IDZ bzw. der zzq erforderlichen Mitarbeiter werden von BZÄK und KZBV im Benehmen mit dem Gemeinsamen Vorstandsausschuss und nach näherer Maßgabe des Institutsvertrages zur Verfügung gestellt.

(8) Das Direktions- und Weisungsrecht wird von den anstellenden Körperschaften auf den Gemeinsamen Vorstandsausschuss bzw. auf den Geschäftsführenden Direktor des IDZ bzw. dessen Stellvertreter übertragen. Die Mitarbeiter beim IDZ unterliegen daher ausschließlich dem Direktions- und Weisungsrecht nach der Satzung und der Institutsordnung des IDZ. Sie werden darauf in entsprechenden Bestimmungen in ihren Arbeitsverträgen bzw. durch eine entsprechende Dienstanweisung ihrer anstellenden Körperschaft hingewiesen.

§ 6

Diese Satzung tritt mit Wirkung zum 01.01.2000 in Kraft.

Veröffentlichungen des Instituts der Deutschen Zahnärzte

Stand: April 2001

Materialienreihe

Amalgam – Pro und Contra. Gutachten – Referate – Statements – Diskussion. Wissenschaftliche Bearbeitung und Kommentierung von G. Knolle, IDZ-Materialienreihe Bd. 1, 3. erweiterte Aufl., ISBN 3-7691-7830-0, Deutscher Ärzte-Verlag, 1992

Parodontalgesundheit der Hamburger Bevölkerung. Epidemiologische Ergebnisse einer CPITN-Untersuchung. G. Ahrens/J. Bauch/K.-A. Bublitz/ I. Neuhaus, IDZ-Materialienreihe Bd. 2, ISBN 3-7691-7812-2, Deutscher Ärzte-Verlag, 1988

Zahnarzt und Praxiscomputer. Ergebnisse einer empirischen Erhebung. S. Becker/F. W. Wilker, unter Mitarbeit von W. Micheelis, IDZ-Materialienreihe Bd. 3, ISBN 3-7691-7813-0, Deutscher Ärzte-Verlag, 1988

Der Zahnarzt im Blickfeld der Ergonomie. Eine Analyse zahnärztlicher Arbeitshaltungen. W. Rohmert/J. Mainzer/P. Zipp, IDZ-Materialienreihe Bd. 4, 2. unveränderte Aufl., ISBN 3-7691-7814-9, Deutscher Ärzte-Verlag, 1988

Möglichkeiten und Auswirkungen der Förderung der Zahnprophylaxe und Zahnerhaltung durch Bonussysteme. M. Schneider, IDZ-Materialienreihe Bd. 5, ISBN 3-7691-7815-7, Deutscher Ärzte-Verlag, 1988

Mundgesundheitsberatung in der Zahnarztpraxis. T. Schneller/D. Mittermeier/D. Schulte am Hülse/W. Micheelis, IDZ-Materialienreihe Bd. 6, ISBN 3-7691-7817-3, Deutscher Ärzte-Verlag, 1990

Aspekte zahnärztlicher Leistungsbewertung aus arbeitswissenschaftlicher Sicht. M. Essmat/W. Micheelis/G. Rennenberg, IDZ-Materialienreihe Bd. 7, ISBN 3-7691-7819-X, Deutscher Ärzte-Verlag, 1990

Wirtschaftszweig Zahnärztliche Versorgung. E. Helmstädter, IDZ-Materialienreihe Bd. 8, ISBN 3-7691-7821-1, Deutscher Ärzte-Verlag, 1990

Bedarf an Zahnärzten bis zum Jahre 2010. E. Becker/F.-M. Niemann/ J. G. Brecht/F. Beske, IDZ-Materialienreihe Bd. 9, ISBN 3-7691-7823-8, Deutscher Ärzte-Verlag, 1990

Der Praxiscomputer als Arbeitsmittel. Prüfsteine und Erfahrungen. M. Hildmann, unter Mitarbeit von W. Micheelis, IDZ-Materialienreihe Bd. 10, ISBN 3-7691-7824-6, Deutscher Ärzte-Verlag, 1991

Mundgesundheitszustand und -verhalten in der Bundesrepublik Deutschland. Ergebnisse des nationalen IDZ-Survey 1989. Gesamtbearbeitung: W. Micheelis, J. Bauch, mit Beiträgen von J. Bauch/P. Dünninger/ R. Eder-Debye/J. Einwag/J. Hoeltz/K. Keß/R. Koch/W. Micheelis/R. Naujoks/ K. Pieper/E. Reich/E. Witt, IDZ-Materialienreihe Bd. 11.1, ISBN 3-7691-7825-4, Deutscher Ärzte-Verlag, 1991

Oral Health in Germany: Diagnostic Criteria and Data Recording Manual. Instructions for examination and documentation of oral health status. – With an appendix of the sociological survey instruments for the assessment of oral health attitudes and behavior. J. Einwag/K. Keß/E. Reich, IDZ-Materialienreihe Bd. 11.2, ISBN 3-7691-7826-2, Deutscher Ärzte-Verlag, 1992

Mundgesundheitszustand und -verhalten in Ostdeutschland. Ergebnisse des IDZ-Ergänzungssurvey 1992. Gesamtbearbeitung: W. Micheelis, J. Bauch, mit Beiträgen von J. Bauch/A. Borutta/J. Einwag/J. Hoeltz/W. Micheelis/P. Potthoff/E. Reich/H. Stechemesser, IDZ-Materialienreihe Bd. 11.3, ISBN 3-7691-7834-3, Deutscher Ärzte-Verlag, 1993

Risikogruppenprofile bei Karies und Parodontitis. Statistische Vertiefungsanalysen der Mundgesundheitsstudien des IDZ von 1989 und 1992. Gesamtbearbeitung: W. Micheelis, E. Schroeder, mit Beiträgen von J. Einwag/W. Micheelis/P. Potthoff/E. Reich/E. Schroeder, IDZ-Materialienreihe Bd. 11.4, ISBN 3-7691-7839-4, Deutscher Ärzte-Verlag, 1996

Psychologische Aspekte bei der zahnprothetischen Versorgung. Eine Untersuchung zum Compliance-Verhalten von Prothesenträgern. T. Schneller/R. Bauer/W. Micheelis, IDZ-Materialienreihe Bd. 12, 2. unveränderte Aufl., ISBN 3-7691-7829-7, Deutscher Ärzte-Verlag, 1992

Gruppen- und Individualprophylaxe in der Zahnmedizin. Ein Handbuch für die prophylaktische Arbeit in Kindergarten, Schule und Zahnarztpraxis. Gesamtbearbeitung: N. Bartsch, J. Bauch, mit Beiträgen von N. Bartsch/ J. Bauch/K. Dittrich/G. Eberle/J. Einwag/H. Feser/K.-D. Hellwege/E. H. Hörschelmann/K. G. König/C. Leitzmann/F. Magri/J. Margraf-Stiksrud/W. Micheelis/H. Pantke/E. Reihlen/R. Roehl/F. Römer/H. P. Rosemeier/T. Schneller, IDZ-Materialienreihe Bd. 13, ISBN 3-7691-7829-9, Deutscher-Ärzte-Verlag, 1992

Betriebswirtschaftliche Entscheidungshilfen durch den Praxiscomputer. E. Knappe/V. Laine/P. Klein/S. Schmitz, IDZ-Materialienreihe Bd. 14, ISBN 3-7691-7831-9, Deutscher Ärzte-Verlag, 1992

Qualitätssicherung in der zahnmedizinischen Versorgung. Weißbuch. J. Bauch/J. Becker/E.-A. Behne/B. Bergmann-Krauss/P. Boehme/C. Boldt/ K. Bößmann/K. Budde/D. Buhtz/H.-J. Gronemeyer/K. Kimmel/H.-P. Küchenmeister/W. Micheelis/P. J. Müller/T. Muschallik/C.-T. Plöger/M. Schneider/ H. Spranger/M. Steudle/B. Tiemann/J. Viohl/K. Walther/W. Walther/J. Weitkamp/P. Witzel, IDZ-Materialienreihe Bd. 15, 2. Aufl., ISBN 3-7691-7837-8, Deutscher Ärzte-Verlag, 1995

Prophylaxe ein Leben lang. Ein lebensbegleitendes oralprophylaktisches Betreuungskonzept. Gesamtbearbeitung: J. Bauch, mit Beiträgen von N. Bartsch/J. Einwag/H.-J. Gülzow/G. Johnke/W. Kollmann/L. Laurisch/J. Magraf-Stiksrud/T. Schneller/K.-P. Wefers, IDZ-Materialienreihe Bd. 16, 2. unveränderte Aufl., ISBN 3-7691-7844-0, Deutscher Ärzte-Verlag, 1998

Streß bei Zahnärzten. Ch. von Quast, IDZ-Materialienreihe Bd. 17, ISBN 3-7691-7840-8, Deutscher Ärzte-Verlag, 1996

Zahnärztliche Qualitätszirkel. Grundlagen und Ergebnisse eines Modellversuches. W. Micheelis/W. Walther/J. Szecsenyi, IDZ-Materialienreihe Bd. 18, 2. unveränderte Aufl., ISBN 3-7691-7846-7, Deutscher Ärzte-Verlag, 1998

Hygiene in der Zahnarztpraxis. Ergebnisse einer Pilotstudie zu den betriebswirtschaftlichen Kosten. V. P. Meyer/D. Buhtz, IDZ-Materialienreihe Bd. 19, ISBN 3-7691-7842-4, Deutscher Ärzte-Verlag, 1998

Amalgam im Spiegel kritischer Auseinandersetzungen. Interdisziplinäre Stellungnahmen zum „Kieler Amalgam-Gutachten". S. Halbach, R. Hickel, H. Meiners, K. Ott, F. X. Reichl, R. Schiele, G. Schmalz, H. J. Staehle, IDZ-Materialienreihe Bd. 20, ISBN 3-7691-7847-5, Deutscher Ärzte-Verlag, 1999

Dritte Deutsche Mundgesundheitsstudie (DMS III). Ergebnisse, Trends und Problemanalysen auf der Grundlage bevölkerungsrepräsentativer Stichproben in Deutschland 1997. Gesamtbearbeitung: W. Micheelis, E. Reich, mit Beiträgen von R. Heinrich/M. John/E. Lenz/W. Micheelis/P. Potthoff/E. Reich/P. A. Reichart/U. Schiffner/E. Schroeder/I. von Törne/K.-P. Wefers, IDZ-Materialienreihe Bd. 21, ISBN 3-7691-7848-3, Deutscher Ärzte-Verlag, 1999

Ökonomische Effekte der Individualprophylaxe. Dokumentation eines computergestützten Simulationsmodells. Ralpf Kaufhold, Peter Biene-Dietrich, Uwe Hofmann, Wolfgang Micheelis, Lothar Scheibe, Markus Schneider, IDZ-Materialienreihe Bd. 22, ISBN 3-934280-14-5, Deutscher Zahnärzte Verlag, 1999

Evidence-Based Dentistry. Evidenz-basierte Medizin in der Zahn-, Mund- und Kieferheilkunde. Gesamtbearbeitung: Winfried Walther, Wolfgang Micheelis, IDZ-Materialienreihe Bd. 23, ISBN 3-934280-18-8, Deutscher Zahnärzte Verlag DÄV-Hanser, 2000

Arbeitsbelastungen bei Zahnärzten in niedergelassener Praxis. Eine arbeitsmedizinische Bestandsaufnahme zu Wirbelsäulenbelastungen, Berufsdermatosen und Stressfaktoren. V. P. Meyer, R. Brehler, W. H. M. Castro, C. G. Nentwig, unter Mitarbeit von W. Micheelis, IDZ-Materialienreihe Bd. 24, ISBN 3-934280-24-2, Deutscher Zahnärzte Verlag DÄV-Hanser, 2001

Broschürenreihe

Zur medizinischen Bedeutung der zahnärztlichen Therapie mit festsitzendem Zahnersatz (Kronen und Brücken) im Rahmen der Versorgung. T. Kerschbaum, IDZ-Broschürenreihe Bd. 1, ISBN 3-7691-7816-5, Deutscher Ärzte-Verlag, 1988

Zum Stand der EDV-Anwendung in der Zahnarztpraxis. Ergebnisse eines Symposions. IDZ-Broschürenreihe Bd. 2, ISBN 3-7691-7818-1, Deutscher Ärzte-Verlag, 1989

Mundgesundheit in der Bundesrepublik Deutschland. Ausgewählte Ergebnisse einer bevölkerungsrepräsentativen Erhebung des Mundgesundheitszustandes und -verhaltens in der Bundesrepublik Deutschland. IDZ-Broschürenreihe Bd. 3, ISBN 3-7691-7822-X, Deutscher Ärzte-Verlag, 1990

Interprofessionelle Zusammenarbeit in der zahnärztlichen Versorgung. Interprofessional Cooperation in Dental Care. Dokumentation – Documentation FDI-Symposium Berlin, September 1992. IDZ-Broschürenreihe Bd. 4, ISBN 3-7691-7833-5, Deutscher Ärzte-Verlag, 1993

Sonderpublikationen

Das Dental Vademekum. Hg.: Bundeszahnärztekammer – Arbeitsgemeinschaft der Deutschen Zahnärztekammern, Kassenzahnärztliche Bundesvereinigung, Redaktion: IDZ, 7. Ausgabe, ISBN 3-934280-09-9, Deutscher Zahnärzte Verlag DÄV-Hanser, 2000

Dringliche Mundgesundheitsprobleme der Bevölkerung in der Bundesrepublik Deutschland. Zahlen – Fakten – Perspektiven. W. Micheelis, P. J. Müller, ISBN 3-924474-00-1, Selbstverlag, 1990*, Überarbeiteter Auszug aus: „Dringliche Gesundheitsprobleme der Bevölkerung in der Bundesrepublik Deutschland. Zahlen – Fakten – Perspektiven" von Weber, I., Abel, M., Altenhofen, L., Bächer, K., Berghof, B., Bergmann, K., Flatten, G., Klein,

D., Micheelis, W. und Müller, P. J., Nomos-Verlagsgesellschaft Baden-Baden, 1990

Dringliche Mundgesundheitsprobleme der Bevölkerung im vereinten Deutschland. Zahlen – Fakten – Perspektiven. A. Borutta/W. Künzel/W. Micheelis/P. J. Müller, ISBN 3-924474-01-X, Selbstverlag, 1991*

Curriculum Individualprophylaxe in der vertragszahnärztlichen Versorgung. Handreichung für Referenten zur Fortbildung von Zahnärzten und zahnärztlichen Assistenzberufen. Projektleitung und Redaktion: W. Micheelis/D. Fink, Bearbeitung: J. Einwag/K.-D. Hellwege/J. Margraf-Striksrud/ H. Pantke/H. P. Rosemeier/T. Schneller, Fachdidaktische Beratung von N. Bartsch, 2. aktualisierte Aufl., ISBN 3-7691-7835-1, Deutscher Ärzte-Verlag, 1993*

Geschichte, Struktur und Kennziffer zur zahnärztlichen Versorgung in der ehemaligen DDR. Eine kommentierte Zusammenstellung verfügbarer Daten von 1949–1989. D. Bardehle, ISBN 3-924474-02-8, Selbstverlag, 1994*

Verträglichkeit von Dentallegierungen unter besonderer Berücksichtigung „alternativer" Verfahren zur Diagnostik. Abschlußbericht zum Forschungsvorhaben. Gesamtbearbeitung: H. Schwickerath, unter Mitarbeit von H. F. Kappert/J. Mau/P. Pfeiffer/G. Richter/S. Schneider/H. Schwickerath/G. K. Siebert, ISBN 3-7691-7845-9, Deutscher Ärzte-Verlag, 1998*

Die Publikationen des Instituts sind im Fachbuchhandel erhältlich. Die mit * gekennzeichneten Bände sind direkt über das IDZ zu beziehen.